D1723915

Clemens Kuby

Selbstheilung

Gesund aus eigener Kraft

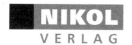

INHALT

SICH SELBST HEILEN KANN JEDER

Das geistige Menschenbild

Selbstheilung ist eine natürliche Fähigkeit eines jeden Menschen. Wie mit jeder Fähigkeit, so ist es auch mit dieser: Man muss sie üben, damit sie sich entwickelt. Es ist noch kein Meister vom Himmel gefallen. Wir mussten auch unsere rationalen Fähigkeiten über viele Jahre trainieren, um schließlich schreiben und rechnen zu können und Fremdsprachen zu beherrschen. Genauso müssen wir auch unsere intuitiven Fähigkeiten entdecken und entwickeln. Das aber ist keine Hexerei oder abhängig von besonderen Begabungen, die man vielleicht aus seinem früheren Leben mitgebracht hat. Es ist etwas, wofür jeder Mensch sämtliche Voraussetzungen zu jeder Zeit in jedem Leben besitzt. Es ist keine Frage von Bildung im schulischen Sinne.

Geist und Körper

Wenn wir krank sind oder ein anderes schmerzendes Problem haben, gehen wir wie selbstverständlich zum Arzt oder zu einem anderen Spezialisten, der uns sagt, was wir zu tun oder zu lassen haben, um gesund und glücklich zu sein. Wir fügen uns Weisungen, die wir oftmals nicht mal verstehen. Damit übernehmen wir zugleich das Menschenbild des Experten, Ratgebers oder Heilberuflers, das uns dann prägt. Demgemäß lernen wir, uns als ein biochemisches, materielles, körperliches Wesen zu betrachten. Dieses Wesen gleicht in vielen Köpfen einer Maschine, die einem Alterungsprozess unterliegt und gewartet werden muss. Viele betrachten sich als ein Labor, in dem Stoffwechselprozesse ablaufen,

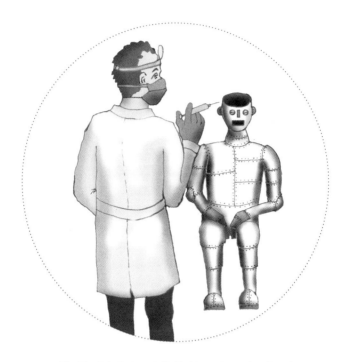

Die Medizin behandelt die Menschen, als seien sie etwas rein Materielles, Biochemisches.

in die man von außen mit biochemischen Stoffen eingreifen muss, um sich am Leben zu erhalten. Das mag für viele von uns die herrschende Realität sein, dennoch sind wir weit, weit mehr als ein biochemisches, mechanisch-körperliches Wesen. Denn: Ohne unseren Geist sind wir tot.

Jeder muss sich fragen: Wovon will ich mich dominieren lassen? Bestimmt mein Körper oder mein Geist mein Befinden? Die Antwort hängt davon ab, welchem Menschenbild man anhängt. Wer von den üblichen Experten einen Rat für sein Wohlbefinden bekommt, erhält das passende Menschenbild mit dazu und damit eine ganz bestimmte Philosophie.

Unbestritten leben wir in einer sehr materialistischen Zeit. Aber auch die erfährt ihre Regulierung durch die nächste Epoche, die schon begonnen hat. Sie hätten dieses Buch nicht in Ihren Händen, wenn der Ausgleich nicht schon eingesetzt hätte. Seit die Physik Bewusstseinsprozesse messen und den härtesten Materialisten nachweisen kann, dass Geist Materie verändert, eröffnen sich völlig neue Möglichkeiten, unser biochemisches, körperliches System zu beeinflussen. Und darin liegt der Schlüssel zur Selbstheilung. Alles ist davon abhängig, mit welchem Menschenbild Sie arbeiten möchten.

WAS TUN, WENN NICHTS MEHR GEHT?

Es geht dabei nicht darum, welches Menschenbild wahr oder wahrer als ein anderes ist. Wesentlich ist: Mit welchem Menschenbild können Sie aus eigener Kraft gesund und glücklich sein? Es ist eine rein pragmatische Entscheidung: Verstehen Sie sich als ein Körper mit Geist oder als ein Geist mit Körper? Probieren Sie es aus, ich helfe Ihnen mit diesem Buch dabei, denn ich durfte bereits vielfach und sehr massiv erfahren, dass ich ein Geist mit Körper bin. Ohne dieses Menschenbild könnte ich heute nicht laufen. Ich war nach einem schweren Unfall komplett querschnittsgelähmt und hatte die Diagnose: Rollstuhl lebenslänglich. Aber nach einem Jahr verließ ich die Klinik auf zwei Beinen. Ich habe dann dreiundzwanzig Jahre gebraucht, um zu verstehen, wie das möglich war. Aus den dabei gewonnenen Erkenntnissen entwickelte ich eine Methode, das Mental Healing®. Diesen absolut medizinfreien Heilweg vermittle ich seitdem sehr erfolgreich anderen Menschen durch Vorträge, Workshops, Bücher, Filme und vor allem durch Selbsterfahrungsseminare. Mir liegt daran zu zeigen, dass ich kein Einzelfall bin, keine Ausnahme, kein

Wunder oder irgendetwas, was man nicht erklären kann. Es geht nicht um Spontanheilung oder eine Heilung durch Gottes Gnade, nein, ich kann inzwischen jedem vermitteln, wie er sich selbst heilen kann. Und genau das tue ich auf den folgenden Seiten in Kurzform für Sie.

DER MENSCH ALS MASCHINE

Meistens wird die „Maschine Mensch" in einem einwandfreien Zustand ausgeliefert. Aber dann nutzt sie sich ab, sie wird fehlerhaft bedient, erhält nicht immer den richtigen Treibstoff und wird von vielen äußeren Faktoren beeinträchtigt. So sieht es die Medizin, und sie leistet ihr Bestes, um alle diese Defizite auszugleichen. Sie hat ein großes Sortiment an Ersatzteilen für die Maschine Mensch erfunden, das heute von der neuen Herzklappe über neue Hüftgelenke bis zur Nutzung genmanipulierter Zellen reicht.

Die etwas weniger grobstoffliche Betrachtungsweise des Menschen sieht ihn als das bereits erwähnte biochemische Labor, in das Stoffe (Medikamente) eingebracht werden. Auch da bietet die Medizin eine riesige Palette an Möglichkeiten, mit denen das Labor Mensch beschickt wird. Die Pharmaindustrie setzt dafür die Ärzte ein. Das trägt dazu bei, dass das Menschenbild, das der Arzt in seiner Ausbildung beigebracht bekommt, aufrechterhalten wird.

Es ist hier nicht der Platz, die Errungenschaften der Chirurgie und der Pharmaindustrie herauszustellen, das geschieht in allen möglichen Medien zur Genüge. Hier geht es um Selbstheilung – und die ist mit den Menschenbildern der Schulmedizin nicht möglich. Schon allein deshalb, weil kein Mensch sich selbst umfassend medizinisch behandeln kann. Außerdem kann nicht jeder Mensch Medizin studiert haben.

Schon aus diesem Grund scheiden für die Selbstheilung sämtliche medizinischen Maßnahmen aus. Selbstheilung muss für medizinisch völlig ungebildete Laien funktionieren.

Das aber ist nicht einfach, weil auch schon Laien und sogar Kinder das Menschenbild der Medizin verinnerlicht haben. Die meisten halten eine OP für die letzte Rettung, und fast jeder hat Arzneimittel zu Hause. Kinder bekommen wie selbstverständlich Tabletten verabreicht. Viele Menschen haben einen Hausarzt und gehen in der Apotheke einkaufen. Sie legen dort Rezepte vor, für die ihnen jede wirkliche Kompetenz fehlt. Aber sie glauben an das, was man ihnen dort eintütet, und erzielen damit manchmal sogar eine Wirkung, allerdings oft mit unerwünschten Nebenwirkungen.

Wer nicht zum Arzt geht, geht vielleicht zum Heilpraktiker. Auch an ihn gibt der Laie seine Kompetenz und Eigenverantwortung ab. Vielfach wird der Patient dort getestet und fügt sich dem Ergebnis, ohne es zu verstehen oder zu wissen, wie es zustande kommt.

EIGENVERANTWORTUNG – ODER ANGST

Wer keine Eigenkompetenz hat, lebt letztlich in Angst. Stellen Sie sich vor, Sie müssten auf die berühmte einsame Insel. Was müssten Sie mitnehmen, damit Sie dort angstfrei leben können? Mit dem Menschenbild, ein mechanisches, biochemisches Wesen zu sein, haben Sie viel mitzunehmen. Ohne die Möglichkeit, jederzeit wieder zurück in unsere Zivilisation zu kommen, würde wahrscheinlich freiwillig niemand dahin auswandern. Aber auch hier können Sie in eine solche aussichtslose Situation geraten. Es ist nicht gerade selten, dass die Mediziner einem nämlich sagen: „Wir können nichts (mehr) für Sie tun." Und dann?

Viele finden erst in diesem Moment ihren Weg zur Selbstheilung, weil sie vorher noch nicht die Notwendigkeit dazu verspürten. Klüger wäre es natürlich, Selbstheilung so früh wie möglich zu erlernen, am besten dann, wenn alles noch heil ist. Selbstheilung ist (noch) keine Selbstverständlichkeit. Jeder beginnt mit ihr in einer individuellen Situation. Es ist nie zu spät dafür, auch dann nicht, wenn man bereits zu sterben droht. Doch es ist sinnvoll, so früh wie möglich anzufangen.

SEIN EIGENER CHEF SEIN

Da Sie dieses Buch noch immer in Ihren Händen halten, können wir mit dem Selbstheilungsprogramm sofort beginnen. Selbstheilung oder Mental Healing®, wie ich meine Selbstheilungsmethode nenne, kommt ohne jegliche biochemische oder materielle Intervention aus. Dass im Alltag die eine oder andere physiologische oder biochemische Maßnahme, wie achtsame Nahrungsaufnahme und körperliche Bewegung, eine Rolle spielen können, ist selbstverständlich, weil die dazugehörenden Denk- und Lebensgewohnheiten tief verankert sind und diese Dinge im gesunden Maße auch keinen Schaden anrichten, im Gegenteil.

Ob man gänzlich ohne Nahrung und ohne Bewegung auch gesund und glücklich werden kann, ist jetzt nicht unser Thema. Wir sind froh und glücklich, wenn wir unsere schmerzenden Probleme ohne mechanische und biochemische Interventionen gelöst bekommen. Wer an sich selbst erleben möchte, dass er auch ohne zu essen und sogar ohne zu trinken lange gesund und glücklich leben kann, wird sich vorher schon über Jahre selbst geheilt haben, sonst wäre er nicht auf diese Bewusstseinsstufe gelangt. Wir wollen nicht krank werden, oder wenn wir krank sind, wollen wir uns selbst wieder gesund machen. Das ist unser Anliegen. Wir möchten dabei auf jeden Fall unsere Freiheit, Selbstständigkeit und unsere Kompetenz für unser Wohlergehen erweitern. Dafür ist Selbstheilung der effektivste Weg. Wer gelernt hat, sich selbst zu heilen, verliert unter anderem auch die Angst vor dem Sterben, sowohl im eigenen wie auch im Falle ihm nahestehender Menschen oder Tiere. Das ist einer der schönsten Nebeneffekte von Mental Healing®.

Ursachenbehandlung

Der größte Unterschied zwischen herrschender Medizin und medizinfreier Selbstheilung ist, dass die Medizin Symptome und Mental Healing® Ursachen behandelt. Wie erkennt man die Ursache einer Krankheit oder eines Problems? Zunächst muss man sich grundsätzlich klarmachen, dass das Gesetz von Ursache und Wirkung überall im ganzen Universum gilt. Also sind Symptome die Folgen beziehungsweise die Auswirkungen einer oder mehrerer Ursachen. Denn Zufall gibt es im Universum nicht, sonst würde Chaos herrschen und ein Unfall würde den nächsten jagen. Das aber ist nicht der Fall, alles ist Teil einer harmonischen Ordnung.

Beginnen wir mit dem Nächstliegenden, um uns das Gesetz von Ursache und Wirkung deutlich zu machen. Nehmen wir als Beispiel dieses Buch, das Sie in den Händen halten. Sie können sagen: Seine Ursache ist die Druckerei, die es gedruckt hat. Aber das ist nicht der Anfang. Was immer Sie aufzählen, was zu diesem Buch geführt haben mag, ohne dass jemand die Idee dazu gehabt hat, würde es nicht existieren.

Für alles, was sich in diesem Universum manifestiert, braucht es einen geistigen Impuls, eine Idee. Ohne Idee ist noch nie etwas entstanden. In unserer heutigen materialistischen Epoche setzt das Denken offiziell aber immer erst dann ein, wenn bereits eine Form, etwas, das sich chemisch, physisch oder elektromagnetisch nachweisen lässt, entstanden ist. Fragt man, wie es überhaupt zu einem Symptom (beispielsweise Krebs, Diabetes oder irgendetwas anderem) gekommen ist, erhält man meistens eine Antwort wie: „Da steckt man nicht drin." Der Körper ist der Medizin und der Wissenschaft nach allem, was sie Großartiges geleistet haben, noch immer ein Mysterium.

Das ist dem mechanischen, biochemischen Weltbild geschuldet, denn es hat keinen Blick für geistige Kräfte. Die Medizin verlacht sie sogar, grenzt sie bisweilen auf polemische Art und Weise aus. Sie verunglimpft die geistigen Kräfte als „esoterischen" oder „alternativen Nonsens". Diese massive Propaganda macht es oft so schwierig, sich zu einem geistig-seelischen Menschenbild zu bekennen. Oft hat man damit schon im Bekannten- und Kollegenkreis Schwierigkeiten. Es ist also gar nicht verwunderlich, dass noch so wenige Menschen sich selbst heilen.

SYMPTOME ALS WEGWEISER

Um die geistige Ursache eines Phänomens zu erkennen, ist das geistige Weltbild, bei dem man den Menschen als ein geistig-seelisches Wesen betrachtet, unerlässlich. Diese Denkweise beinhaltet, dass der Körper dem Geist nachgeordnet ist und keine eigene Existenz besitzt. Alles, was mit ihm und in ihm passiert, hat eine geistige Ursache beziehungsweise ist die Folge eines geistigen Impulses. Gemäß einem solchen Menschenbild kann man bei jedem Symptom herausfinden, was dessen Ursache ist, und diese dann verändern. Man braucht nicht mehr auf mechanische oder biochemische Weise am Symptom „herumdoktern", sondern richtet seine ganze Aufmerksamkeit auf den geistigen Impuls, der das Symptom oder ein Problem hervorgebracht hat.

Eine solche Ursachenrecherche hat mit Medizin nichts zu tun. Ihr dient das Symptom lediglich als Orientierungshilfe, um zu erkennen, in welchem Bereich die Ursache für das Leiden liegen könnte. Das Symptom behandeln Sie beim Mental Healing® nicht. (Das ist ohnehin das Monopol der Ärzte.) Sie lernen, das Symptom als Botschaft für Ihre persönliche Weiterentwicklung wahrzunehmen.

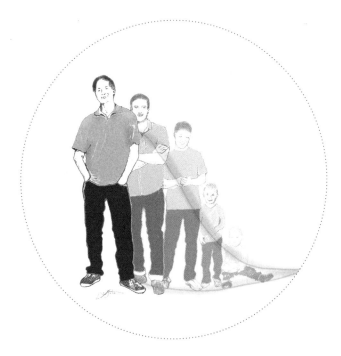

Jeder Mensch ist das aktuelle Ende einer unendlichen Kette
unterschiedlichster Verkörperungen.

ENTWICKLUNG HIN ZUM GLÜCK

Jeder Mensch entwickelt sich anders. Was jemand aus seinem Leben macht, ist selbst bei einer uniformierten Ausbildung eine rein individuelle Angelegenheit. Was aber ist allen Entwicklungen gemeinsam? Jedes Wesen möchte glücklich werden. Selbst die, die glücklich sind, wollen weiter hinauf auf den Gipfel des Glücks. Das ist das Ziel jeder Entwicklung. Es gibt nun unendlich viele verschiedene, individuelle Konzepte, wie man auf den Gipfel des Glücks gelangt. Manche haben, um den Weg zu finden, einen Guru, andere einen Pfarrer, eine Mutter, ein Sparschwein, eine Philosophie, manche glauben, sie kommen nur in einem 7er-BMW auf den Gipfel des Glücks oder, oder, oder... Der Streit, welcher Weg zum Glück der kürzeste ist, hat schon zu Mord und Totschlag geführt, und man ist sich selbst nie ganz schlüssig: Bin ich jetzt auf dem richtigen Weg oder nicht?

Bei dieser Orientierungslosigkeit gibt es aber einen Wegweiser, der immer stimmt, in jeder Kultur und bei jeder Ideologie, und der heißt: Schmerz. Wer leidet und/oder Schmerzen hat, ist nicht auf dem direkten Weg zum Glück.

RATGEBER SCHMERZ

Dieser Schmerz verlangt von uns eine Kursänderung. Er ist das Hinweisschild dafür, dass wir auf dem falschen Weg sind. Um auf den Gipfel des Glücks zu gelangen, müssen wir uns entwickeln, und zwar so, dass wir sogar gesund und glücklich sterben können.

Das biochemische Menschenbild gibt uns die Möglichkeit, Schmerzmittel einzunehmen, den Schmerz also zu unterdrücken. Das mechanische Menschenbild erlaubt uns, den Schmerz oder die schmerzende Stelle „herauszuschneiden".

Vorübergehend kann das sogar Schmerzlinderung verschaffen – hat man sich dann entwickelt? Nein, denn man hat aus dem Schmerz nichts gelernt. Der Schmerz hat ja eine Ursache, wie alles, was in diesem Universum geworden ist. Wenn wir nur Symptombekämpfung betreiben, dann wird uns die Ursache nicht bewusst. Diese Ursache muss ein geistiger Impuls oder eine Idee, also eine Erfahrung gewesen sein, die offenbar nicht sehr harmonisch verlaufen ist. Und sicherlich muss dieser Impuls, dieses Erlebnis so heftig gewesen oder so oft passiert sein, dass es sich zum heutigen Schmerz auswachsen konnte. Wenn der Schmerz weggehen soll, geht das nur, wenn seine Ursache bereinigt wird. Um an die Ursache des Symptoms zu gelangen, zeigt uns das Symptom selbst ein Thema. Es muss ein unschönes Thema sein, wenn es schmerzt – ein ungelöster Konflikt.

DAS SYMPTOM ALS SPIEGEL

Wir alle haben schon viele Konflikte erfahren. Ein Symptom zeigt nun, welcher Konflikt noch so virulent ist, dass er unser Leben negativ beeinflusst. Um sich diesen Konflikt ins Bewusstsein zu holen, können wir das Symptom als Spiegel benutzen. Es spiegelt zwangsläufig unterschiedliche Geschichten, ob der Fuß oder der Zahn schmerzt. Ob die Gelenke oder die Bauchspeicheldrüse in ihrer Funktion versagen. Jedes Symptom basiert auf einer Geschichte.

Es reicht aber nicht, eine abstrakte, allgemeine Geschichte zu bearbeiten. Wir brauchen die Geschichte oder besser gesagt: die tatsächliche Szene, in der wir dieses Thema, diesen Konflikt selbst erfahren haben. Zu genau dieser Szene führt uns der Schmerz oder auch schon die Angst vor möglichem Schmerz. Denn Schmerz ist etwas Untrügerisches, bei ihm endet jede Spekulation und Theorie. Schmerzen können ab einer bestimmten Intensität nicht mehr geleugnet werden. Genauso wenig wie eine mehrfach von verschiedenen Ärzten einwandfrei gestellte Diagnose. Eine Diagnose können – oder müssen – Sie sich anhören, wenn Sie sich das Symptom nicht selbst bewusst gemacht haben. Die Folgerungen daraus müssen Sie aber nicht mit dem biochemischen, materialistischen Menschenbild ziehen. Sie können das geistig-seelische nutzen, wenn Sie nicht das Symptom vernichten oder nur verschieben, sondern die Ursache lösen und sich heilen wollen.

Für die Ursachensuche gibt es Hilfsmittel. Ich habe dafür den „Selbstheilungs-Navigator" (siehe Anhang) geschaffen. Ruediger Dahlke hat dafür das Buch „Krankheit als Symbol" herausgebracht, Luise L. Hay bietet dafür die Tabellen in „Heile deinen Körper". Außerdem gibt es viele Volksweisheiten, die als Wegweiser für die Suche nach der geistigen Ursache dienen. Aber: Kein Navi, kein Buch, kein Spruch oder noch so hellsichtig begabte Therapeuten können oder dürfen Ihnen ersparen, die einzigartige, individuelle Ursache Ihrer Krankheit oder Ihres Symptoms selbst zu finden. Denn es wäre eine Fremdbestimmung und würde Ihre Kompetenz und Eigenverantwortung für Ihr Wohlergehen untergraben, wenn Sie immer auf ein höheres Wissen angewiesen wären. Ihre Menschenwürde und Freiheit wären verletzt.

Immer wenn Sie die Ursache eines Leidens damit erklären, dass Sie etwas gelesen hätten oder ein Medium etwas dazu gesagt oder ein Orakel oder ein kinesiologischer Test es Ihnen gezeigt hätte, ohne dass Ihnen dazu eine eigene reale Erfahrung bewusst wird, untergräbt das Ihre Eigenkompetenz, sogar dann, wenn die Aussage stimmt. Selbstheilung bedeutet, dass Sie aus eigener Kraft gesund werden und sind.

Andernfalls entsteht eine Abhängigkeit zu den „Besserwissern", die Ihre Lebenskraft einschränkt. Haben Sie sich aus eigener Kraft schon mehrmals geheilt oder andere große Probleme selbst gelöst, dann fängt das wahre Leben an.

Die Seele

Jeder Mensch besitzt die Fähigkeit, sich selbst zu heilen. Warum kann ich da so sicher sein? Ganz einfach, weil jeder Mensch eine Seele besitzt. Und diese Seele ist im Besitz der allumfassenden Weisheit. Sie ist an alles, was das ewige Leben bietet, angeschlossen und weiß exakt, wie der individuelle Weg zu verlaufen hat, damit es uns gut geht.

Aber wer hört schon auf seine Seele? Die meisten können darüber nur lachen. Schon der Begriff „Seele" scheint manchen total weltfremd. Er ist für viele komisch, fast peinlich. Sie sprechen lieber von ihrem Bauchgefühl. Okay. Manche sprechen von ihrem Gewissen. Gut. Denn wer wirklich eins hat, der braucht nicht von der Seele zu reden. Andere sprechen von einer inneren Stimme. Sehr gut! Oder von ihrem Höheren Selbst. In jedem Fall handelt es sich um eine Instanz, aus der heraus unsere Intuition kommt, und die ist in jedem Menschen angelegt.

INTUITION HAT JEDER

Das menschliche Gehirn hat die Form einer Walnuss mit zwei Hälften. Die linke Seite steht für die Ratio und die rechte für die Intuition. Für die Ausbildung der linken Gehirnhälfte leistet die Gesellschaft für jeden von uns von Kindesbeinen an sehr viel. Das ganze Schul- und Ausbildungssystem ist darauf ausgerichtet. Für das Training der rechten Gehirnhälfte wird leider wenig, fast nichts getan. Intuition ist Privatsache.

Wer sie ignoriert, fällt in unserer Gesellschaft kaum auf. Wer hingegen die Ratio ignoriert, wird bestraft. Alle Gesetze sind auf vernünftiges Verhalten abgestellt. Würde man die rechte Gehirnhälfte entfernen, es würde kaum bemerkt werden, denn in den meisten Bereichen wird nur die linke eingesetzt, um das Leben zu meistern.

Warum besitzt der Mensch dann überhaupt eine Intuition? Wozu soll Intuition gut sein? Am besten fragen wir sie selbst: „Intuition, wozu bist du gut?" – Keine Antwort.

Genau deshalb benutze ich das Wort Seele. Ich hatte keinen Religionsunterricht, in dem dieses Wort strapaziert worden wäre. Für mich ist Seele die personalisierte Intuition. Das heißt, ich mache meine Intuition zu einem Wesen. Und ein Wesen zeichnet sich dadurch aus, dass es kommuniziert. Wenn ich mit meiner Seele rede, bekomme ich Antwort.

SEELE UND SCHMERZ

Zugegebenermaßen erfolgt diese Antwort auch nicht immer, aber das kann man trainieren, und am schnellsten lernt man es, wenn die Ratio nicht mehr weiterweiß. Das ist der Punkt, an dem wir Schmerzen bekommen. Solange die Ratio noch Antworten geben kann, glauben wir, dass wir die Seele oder die Intuition nicht brauchen.

Sagt ein Arzt zu uns: „Sie haben diese oder jene Krankheit, und dafür gibt es die oder die Maßnahmen, Medikamente oder OPs", dann klingt das vernünftig und rational. Man lässt sich entsprechend behandeln. Manchmal verringern sich dann die Schmerzen, oftmals aber auch nicht. Selbst nach einer OP ist man nicht gesund. Oft wird einem gesagt, man müsse mit dieser Einschränkung nun leben lernen. Von Heilung ist so gut wie nie die Rede. Das steigert sich bis zu dem

Satz: „Für Sie können wir leider nichts mehr tun." Und nicht selten bekommen Menschen zu hören: „Machen Sie noch mal Urlaub und regeln Sie Ihren Nachlass." Nett, nicht wahr? Plötzlich wird es ernst. Das ist bei vielen der Moment, in dem sie zum ersten Mal nach ihrer Seele fragen.

Vorher gab es natürlich auch die Seele, aber wir haben sie ignoriert. Sie war für die Gestaltung des Lebens nicht wichtig und nicht zuständig. Da ging es mehr um Geld, Macht, Liebe, Sex, Spaß und Arbeit, Besitz, Kinder, Aufräumen, Überleben, Streitereien, Karriere, Politik, Glück, Gewinn und so weiter. Das alles und noch viel mehr geht ohne ein Bewusstsein von der Seele. Wie gesagt, wenn man uns die rechte Gehirnhälfte wegnehmen würde, im gesellschaftlichen Leben würde es kaum auffallen. Im Gegenteil, an vielen Arbeitsplätzen würde man hören: Endlich! Seele bedeutet vielen Gefühlsduselei, Meditation, Rumsitzen und Nichtstun, Träume, Flausen im Kopf, unnütze Visionen, Spinnerei, Selbstverliebtheit, Bequemlichkeit, Faulheit, mangelnder Ehrgeiz, Weichei, Introvertiertheit und so weiter. Die zurzeit stärksten Schimpfwörter für die Seele heißen: „sektenverdächtig" und „esoterisch". Seele ist für die meisten ein Witz, wenn es um ernste Angelegenheiten geht.

HÖREN *SIE* AUF IHRE SEELE?

Also, ich bleibe bei dem Begriff „Seele", Sie können aber genauso gut andere Begriffe benutzen, die die Intuition meinen. Um nun zu wissen, wozu Krankheiten und Schmerzen gut sind, müssen wir uns bewusst machen, wann wir das letzte Mal gemäß unserer Seele gehandelt haben. Wann haben wir sie nicht nur gehört, sondern sogar auf sie gehört? Die Seele hat zunächst eine zarte Stimme, die man schnell überhört, aber je öfter man sie überhört oder ignoriert, desto lauter wird sie. Wenn sie richtig laut wird, tut es weh. Und wenn man dann immer noch nicht auf sie hört, wird aus dem Schmerz eine Krankheit.

Geht man damit zu jemandem, für den es die Seele nicht gibt, weil sie im Studium und in der Berufsausbildung nicht gefragt war, dann kann er nur das Symptom behandeln, indem er es entweder herausschneidet oder ersetzt, weil es kaputt gegangen ist, oder er versucht es chemisch zu erschlagen oder aufzupäppeln. Es gibt auch geistige Formen der Symptombekämpfung, indem man sich beispielsweise vorstellt, wie die kranken Zellen von visualisierten Soldaten besiegt werden oder wie schmerzhafte Körperbereiche in Liebe, Licht und Energie getaucht werden. Manche christlich eingestellte Menschen versuchen ihre Symptome mithilfe von Jesus oder seinem Vater zu heilen. Das alles kann (vorübergehend) lindernd wirken, aber nicht heilen.

STETS INDIVIDUELLE URSACHEN

Da die Ursache aller Symptome ein geistiger Impuls sein muss, wie wir bereits geklärt haben, fühlt sich die Medizin nicht zuständig und verweist solche Fragen an die Psychologie. Aber diese wiederum fühlt sich bei körperlichen Symptomen nicht zuständig, also kümmert sich niemand um die eigentliche Ursache einer Krankheit. Das muss man selbst machen. Grundsätzlich ist das auch richtig. Die geistige Ursache ist immer eine ganz persönliche Geschichte. Niemand erkrankt an etwas Allgemeinem.

Selbst wenn viele Menschen von einem Phänomen betroffen sind, so doch nie alle in derselben Weise. Auch der Tod wird individuell völlig unterschiedlich erlebt. Bei einem Massenunfall stellt sich die Frage: Warum gehöre ich dazu? Warum passiert das in meiner Biografie und genau zu diesem Zeitpunkt? Wer rational denkt, kann dazu nur sagen: Zufall. Aber sogar in Fällen, in denen ohne Ausnahme alle von einem Unglück betroffen sind, geht es darum, den Grund für dieses Schicksal bei sich selbst zu finden. Diese Frage stellt sich ebenso für Hinterbliebene. Manchmal ist es sehr schwer, die Lernaufgabe in einem Unglück zu erkennen. Aber oft ist es auch sofort sehr klar, wie zum Beispiel bei der Katastrophe in Fukushima oder dem großen Tsunami 2004. Da zeigt sich die Lernaufgabe für die Menschheit unmittelbar, und wir müssen uns bei denen bedanken, die dafür zum Opfer wurden, aber auch bei denen, die dafür die Fehler begangen haben. Wenn wir das tun, dann waren die Katastrophen nicht umsonst und die vielen Toten starben nicht ohne Sinn.

Die Frage nach der Lernaufgabe hilft, um aus dem misslichen Ereignis einen Nutzen für ein besseres, also an Konflikten ärmeres Leben zu ziehen. Es geht um das persönliche Leben und nicht darum, welche äußeren Umstände das Unglück ausgelöst haben oder wie es hätte verhindert werden können. Das sind Fragen für Juristen und Versicherungen. Der Einzelne muss wissen, warum ihm persönlich dieses Ereignis zugestoßen ist. Hat er vielleicht mitgewirkt an den Ideen, die dazu geführt haben? Viele sind beides, Opfer und Täter, so wie es Soldaten sehr oft ergeht. Doch auch bei Krankheiten stellt sich die Frage: Wie habe ich zu dem Symptom beigetragen, als Opfer oder/und Täter? Was lerne ich daraus, damit mir ein solches Unglück nie mehr widerfahren kann? Kümmern wir uns nicht um die Gründe, die uns in diese Situation gebracht haben, dann bleibt nur die Symptombehandlung, die meistens nichts anderes bedeutet als eine Symptomverschiebung.

Heilen statt behandeln

Heilen bedeutet lernen oder anders ausgedrückt: Bewusstsein entwickeln. Dies betrachte ich als den einzigen Grund für Krankheiten und Unfälle. Wird uns die Ursache bewusst, dann stellen wir fest, dass in jedem Schmerz ein Beziehungsproblem liegt. Auch wenn es nicht um Eifersucht, Neid und Dominanz geht, sondern um Dinge, Rechte und Besitz, der darin liegende Konflikt hat immer mit Menschen und dem Miteinander zu tun. Das gilt für die großen gesellschaftlichen Krankheiten und Unfälle wie für die familiären und persönlichen Krisen. Es sind letztlich alles Beziehungsprobleme. Zu deren Lösung helfen schulmedizinische Ideen wie Ansteckung, Vererbung, Genetik oder Immunschwäche nicht weiter. Das sind oberflächliche Erklärungen. Sie zeigen nicht den geistigen Impuls, den ursprünglichen Konflikt, der eine Fehlentwicklung bewirkt hat. Wenn wir uns damit nicht beschäftigen, weil wir das Symptom als vererbt, unheilbar oder chronisch einstufen, dann können wir aus solchen Erkrankungen nichts lernen und sie deshalb auch nicht heilen. Die Lernaufgabe bleibt bestehen, das heißt, das Symptom verschwindet nicht, sondern verschiebt sich allenfalls.

Wer sind Sie wirklich?

Unser bisheriges, schulmedizinisches Denken nimmt geistige Ursachen nicht zur Kenntnis. Viele suchen deshalb nach eigenen Erklärungen und denken an Zufall, Pech, Strafe Gottes, oder im positiven Fall hält man eine Genesung für Zufall, Glück oder die Gnade Gottes. Im Grunde sind dies alles nur

Umschreibungen für Nichtwissen, Hilflosigkeit und Ignoranz, für mangelnde Liebe zum Menschen und seine Ent-
wicklungsmöglichkeiten.

Kein Mensch braucht Abitur oder muss studiert haben, wenn
er aus seiner Krankheit oder seinem Unfall etwas lernen und
sich heilen möchte. Er besitzt alle Voraussetzungen, denn er
besitzt eine Seele. Jedes Wesen hat eine Seele, auch der größte
Verbrecher. Es ist anzunehmen, dass dieser seine Seele ignoriert, aber deshalb zu glauben, er besitze keine, widerspricht
dem Wesen des Menschseins. Es hat nicht nur jeder Mensch
eine Seele, sondern auch jedes Tier und jede Pflanze. Am Ende
der Kette können wir sagen, dass jedes Atom beseelt ist.

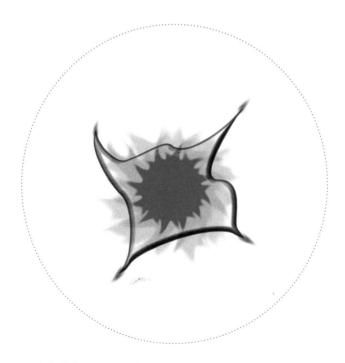

Jede Zelle ist ein intelligentes Wesen und strahlt Licht aus.

DIE SEELE IST JETZT

Für die Heilung ist es nötig, die Ursache des Problems nicht nur zu erkennen, sondern sie zu erleben, und dafür bedarf es der Intuition. Anders ausgedrückt: den Kontakt zur Seele. Die Seele ist im Gegensatz zur Ratio unabhängig von Raum und Zeit. Auf ihrer Ebene ist alles jetzt. Das ist wie in der Quantenphysik, da sprechen die Physiker davon, dass die Koordinaten einer Handlung über das Universum „verschmiert" sind, das heißt, sie lassen sich quantenphysikalisch betrachtet nicht auf einen Moment festlegen, sondern sind zeitlich und räumlich gesehen überall und jederzeit präsent.

Auch im Film geschieht alles jetzt, unabhängig davon, ob die Geschichte in der Vergangenheit liegt oder in der Zukunft. Entscheidend für die Wirksamkeit des Films ist, dass er durchgängig in der Gegenwartsform gehalten wird und alles, was erzählt wird, in wörtlicher Rede passiert. Es gibt in einem Film keinen Kommentar, der irgendwelche Handlungsmomente erklärt, sondern jeder Handlungsschritt ist ein Moment des gespielten Films. Diese Form gewährleistet, dass es bei den Zuschauern zu einem Erlebnis im Hier und Jetzt kommt. Egal wovon der Film handelt, der Besucher will das Thema erleben. Bloße Wissensvermittlung ist gefühllos und kann niemals den Erfolg eines Films ausmachen. Ein Gefühl habe ich, oder ich habe es nicht. Wird von einem Gefühl lediglich berichtet oder wird es in Aussicht gestellt, ist man nicht betroffen. Es entsteht kein Erlebnis. Aber es sind die Erlebnisse, die wirken. Sie brauchen keinen rationalen Wahrheitsgehalt, sie brauchen deshalb auch nicht wahr im faktischen Sinne zu sein, sie brauchen nichts anderes als die Kraft des Augenblicks. Genau das ist die Qualität der Intuition. Die Intuition kennt Raum und Zeit nicht, für sie gibt es nur das Jetzt.

DAS HIER UND JETZT DER INTUITION

Wir sagen, das Problem, der Schmerz oder die Krankheit ist die Folge einer Ursache. Gemäß dem Symptom muss die Ursache ein ungelöster Konflikt sein, sonst gäbe es das Symptom nicht. Wollen wir frei von dem Symptom werden, müssen wir uns von der Ursache befreien.

Die Frage oder die Aufgabe lautet: Wie gelange ich an die Ursache? Die Ratio ist dazu nur in seltenen Fällen in der Lage, meist nur dann, wenn sie aus der Intuition heraus die entsprechenden Hinweise bereits erhalten hat. Die Suche nach der Ursache erfolgt immer über die Intuition, denn auf der intuitiven Ebene sind wir hier und überall. Da gibt es das zeitliche Denken in Vergangenheit, Gegenwart und Zukunft nicht. Da gibt es auch keinen Raum, also auch keine Distanz oder ein entferntes Geschehen. Auf der intuitiven Ebene ist alles wirklich, das heißt, es wirkt, es ist wirksam, weil erlebt. Die intuitive Ebene nennen wir auch die Seelenebene. Die Seele ist an allem, was wir je erlebt haben, beteiligt. Auf ihrer Ebene herrscht die alles umfassende Präsenz. Es ist auch das präsent, was wir erlebt haben, wenn wir im Koma lagen oder noch ein Baby waren, und wir können uns auf dieser Ebene sogar an die Zeit vor unserer Geburt erinnern. Intuitiv haben wir unsere Zeugung präsent und alle Momente davor.

HEILUNG MITTELS DER INTUITION

Seelisch ist sicherlich das meiste, was wir je erlebt haben, ad acta gelegt. Wir brauchen es nicht präsent zu halten, es ist auf die eine oder andere Weise harmonisiert. Ein Symptom oder sonst ein unangenehmes Problem zeigt uns, wenn etwas seelisch noch nicht gelöst ist. Da gibt es noch eine offene Rechnung, einen Konflikt, der nicht harmonisiert ist und den auch die Zeit nicht heilen konnte. Vielleicht sind wir der Meinung, den Konflikt zu kennen und intensiv aufgearbeitet zu haben. Doch solange es noch ein Symptom gibt, gibt es auch etwas, das die Seele noch nicht für harmonisiert hält.

Manche brauchen vielleicht etwas länger als andere, um mit ihrer Seele (wieder) in Kontakt zu kommen. Aber auch dann, wenn es länger dauert, ist das Lebensgefühl um Etliches besser, als wenn man fremdbestimmt wird und/oder keine ursächliche Heilung stattfindet. In Kontakt mit seiner Seele ist man in der Lage, sich auch dann selbst zu heilen, wenn man auf der erwähnten einsamen Insel ganz auf sich selbst gestellt leben müsste.

Jede Fremdbestimmung hinterlässt gewisse Zweifel an der Stimmigkeit einer Analyse. Szenen, Bilder, Gedanken, die dem Betroffenen selbst gekommen sind, besitzen eine ungleich stärkere Zuverlässigkeit in der Ursachenerforschung. Insbesondere dann, wenn die erfahrenen Ereignisse mit einer subjektiven Betroffenheit einhergehen. Eine emotionale Reaktion ist ein klarer Indikator dafür, dass jemand auf seine subjektive Wahrheit gestoßen ist. Niemandem kommen grundlos Tränen, niemandem wird es zufällig heiß oder kalt bei bestimmten Gedanken. Eine emotionale Reaktion kann man nicht spielen oder vortäuschen, die ist echt. Eine emotionale Reaktion ist ein ganz klarer Beweis: Es liegt ein noch ungelöster Konflikt vor, unabhängig davon, ob man zum ersten oder zum x-ten Mal an diesen Punkt gelangt ist.

SELBSTBESTIMMT AUF DIE SUCHE GEHEN

Wenn jemand hilft, die ursächlichen Szenen eines solchen Konfliktes zu sehen, dann ist das zu begrüßen. Aber diese Hilfe darf auf keinen Fall darin bestehen, dem Klienten auf welche Art auch immer vorzugeben, was er sehen sollte oder wie das Gesehene zu interpretieren sei. So etwas ist übergriffig und nicht in Ordnung, egal wie wahr die Aussagen auch sein mögen. Wer seine Wahrheit nicht selbst herausgefunden hat, ist nicht in seiner Kraft, sondern fremdgesteuert. Dann gibt es keine Selbstheilung.

Jemand anderem die Ursache seines Problems oder seiner Krankheit vorzusagen ist nebenbei auch schlechte Pädagogik. Wenn ich jemandem beibringen möchte, wie viel zwei plus zwei ist, und ich erspare ihm dabei das Nachdenken, dann hat der Schüler nichts gelernt. Wenn er sich das Ergebnis selbst erarbeitet, kann er stolz auf sich sein, und er wird angeregt, selbst Lösungen für Probleme und Fragestellungen zu finden. Zeigt ein Lehrer den Kindern, dass er selbst so allwissend ist, dass er das Ergebnis schon wusste, bevor seine Schüler darüber nachdenken konnten, hat er als Lehrer versagt. Er hat lediglich sein Ego poliert, indem er den Schülern demonstrierte, wie schlau er ist. Dergestalt ist meistens auch das Verhältnis zwischen Arzt und Patient, zwischen einem Guru und seinen Anhängern. Wer sich selbst heilt, ist jedoch sein eigener Guru. Verstehen Sie „Guru" hier nicht im herkömmlichen Sinne, sondern als Aufruf im Sinne von: God are you. Es geht um Sie. Und wie wir schon sagten: Die eigene Betroffenheit ist ein klarer Indikator dafür, dass die subjektive Wahrheit berührt wurde. Wobei man auf diese subjektive Betroffenheit nicht warten kann, man muss sie herbeiführen.

SCHMERZLICHE URSACHEN

Ursachen von schmerzenden Symptomen oder von lebensbedrohlichen Diagnosen sind in keinem Fall nette Geschichten, freudvolle Erlebnisse oder harmlose Szenen, sondern beinhalten ausnahmslos etwas ziemlich Unangenehmes. Und genau aus diesem Grund haben wir diese Erlebnisse verdrängt und aus unserem Gedächtnis verbannt. Gäbe es da nichts Unschönes, dann gäbe es auch kein Symptom. Da wo eine Wirkung vorhanden ist, muss es auch eine Ursache geben. Es kommt also darauf an, einen Weg zu finden, die Verdrängung wieder aufzuheben.

Wir alle haben solche schlimmen Szenen schon aus dem einfachen Grund verdrängt, da wir einigermaßen gut weiterleben und funktionstüchtig sein mussten. Verdrängt heißt aber nicht gelöst und auch nicht gelöscht. Das zeigt sich schon daran, dass man leidet, vielleicht sogar Schmerzen hat. Ein körperliches Symptom ist ein unbezweifelbares Signal, dass da ein Konflikt schwelt, der nach einer Lösung ruft. Dieser Zusammenhang lässt eine Krankheit in einem vollständig anderen Licht erscheinen. Sie ist nichts Böses oder etwas, das uns ärgern oder uns das Leben schwermachen möchte. Es ist auch keine Strafe oder Schuld. Jede Krankheit ist eine Hilfe zur Selbsterkenntnis.

Diese Art der Hilfe hat eine durch und durch liebevolle Absicht, auch wenn (oder gerade weil) sie schmerzt. Würde die Krankheit nicht wehtun oder Angst machen, würden wir sie ignorieren, sie wäre kein Ansporn, sich weiterzuentwickeln.

ENTWICKLUNG – MIT ODER OHNE LEID?

Muss ich nicht haben, denkt sich so mancher Gesunde, ich entwickle mich auch ohne schmerzhafte „Hilfe". Das ist sicherlich weise und gelingt wahrscheinlich auch vielen. Dennoch übersehen wir des Öfteren unsere Entwicklungschancen oder besser gesagt die Notwendigkeit für Entwicklung. Sich beziehungsweise sein Bewusstsein zu entwickeln ist ja kein bequemer Weg, und deshalb nutzen wir das eine und andere Mal unsere Chance dazu nicht. Die Seele ist zwar sehr geduldig, aber wenn wir unser eigentliches Potenzial nicht leben, dann stoppt uns auf unserem gewohnten Weg plötzlich ein Symptom, eine Krankheit, und die hilft uns, uns zu besinnen. Der Schmerz hilft uns, unsere Entwicklungschancen nicht zu verpassen.

In den meisten Fällen übersehen Eltern, Lehrer oder auch das Arbeitsamt unsere besten Entwicklungschancen, die uns wirklich bedeutsam, gesund und glücklich machen würden. Aber unsere Seele kennt sie. Sie weiß immer, welcher Weg zum Glück führt – nur müssen wir sie auch führen lassen. Wenn wir uns das, aus welchen Gründen auch immer, nicht erlauben, werden wir krank, und das zeigt uns: Wir sind nicht auf unserem uns glücklich machenden Weg. Diesen Zusammenhang zu erkennen, das ist der eigentliche, wahre und einzige Grund, weshalb wir leiden. Wir sollen daran erinnert werden, dass es für die Seele noch einen Stressfaktor gibt, der harmonisiert werden sollte. Die Seele ist sehr empfindlich für Stress. Die Seele liebt es harmonisch, oder man kann auch sagen: Sie liebt es liebevoll. Liebevoller Umgang mit anderen und mit Situationen verursacht keinen Stress.

Nun ist die Menschheitsgeschichte aber voller Stress, voller Verbrechen, Grausamkeiten, Krieg, Mord und Totschlag. Das alles macht Stress, und das alles existiert nur durch den Menschen selbst. Also haben wir das alle auch schon erlebt.

Der grundlegende Identitätswechsel

Unsere Seelen sind und waren bei allem, was wir erlebt und durchgemacht haben, mit anwesend, unabhängig davon, ob wir Opfer oder Täter solcher Stresszustände waren oder sind.

Ohne Seele existieren wir nicht. Wir sind auch ohne Körper Seele. Wir sind also Seele mit einem Körper und nicht umgekehrt, wie viele glauben: ein Körper mit einer Seele.

Dieser Unterschied ist essenziell. Wenn wir primär ein Körper zu sein meinen, dem man auch eine Seele zubilligt, dann liegt unsere Hauptidentifikation auf der körperlichen Ebene. Das ist bei allen Menschen, die sich rational, biochemisch und physisch behandeln lassen, der Fall. Dazu gehören auch die Menschen, die glauben, dass sie sterben und dann „weg" sind. Wer das glaubt, identifiziert sich primär mit seiner körperlichen Ebene. Wer hingegen eine Seele mit Körper hat, ist unsterblich. Es ist also ein massiver, prinzipieller Unter-

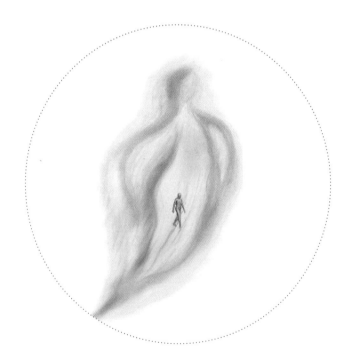

Wir sind Seele mit Körper, nicht Körper mit Seele.

schied, ob Sie sich als Seele mit einem Körper oder als Körper mit einer Seele empfinden. Mit dem einen Bewusstsein müssen Sie zur Schulmedizin gehen, wenn Sie eine Veränderung suchen, mit dem anderen Bewusstsein müssen Sie die seelisch-geistige Ursache finden, sobald Sie sich unwohl fühlen.

Selbstheilung und Schulmedizin

Es ist beinahe unmöglich, als Krebspatient einem Arzt zu erzählen, dass man sich auf der geistig-seelischen Ebene selbst heile. Wahrscheinlich schlägt er die Hände über dem Kopf zusammen: „Das können Sie nicht machen. Selbstheilung kann tödlich sein, da sterben Sie ganz schnell." Es gibt eine breite Palette der Angstmacherei, wenn Menschen für sich oder vielleicht auch für Schutzbefohlene wie ihre Kinder im Sinne des Mental Healing® aktiv werden wollen. Es kann daher von Ängsten begleitet sein, wenn man die herkömmliche Medizin verlassen möchte.

Die Schulmedizin hat offensichtlich keine Angst vor Dauerkranken, vor tödlichen Nebenwirkungen ihrer Medikamente und vor OP-Opfern, solange sie behaupten kann, sie habe alles in ihrer Macht Stehende getan. Dass ihre Macht zu den geistigen Ursachen von Krankheiten nicht hinunterreichen kann, weil dies in ihrem Menschenbild nicht vorgesehen ist, kann sie nicht zugeben. Wirkliche Heilung würde bewirken, dass mit Krankheit kein lukratives Geschäft mehr zu machen wäre. Damit müssen wir uns auseinandersetzen, wenn wir neue und wirklich heilsame Wege gehen wollen.

Für die Praxis der Selbstheilung ist dieser Identitätswechsel also die wichtigste Voraussetzung. Es wäre absolut vermessen und hochgradig gefährlich, wenn man sich für einen geistig-seelischen Heilprozess entscheidet und diesen Identitätswechsel nicht vollzogen hat, denn nur der Glaube versetzt Berge. Und nur das, was Sie glauben, wissen Sie auch. Ein Wissen, an das Sie nicht glauben, trägt nicht. Sie müssen also nicht nur glauben, dass Sie ein geistig-seelisches Wesen sind, Sie müssen es auch wissen und fühlen. Solange Sie es nicht wissen und Ihre Identität beim körperlichen Leben liegt, sollten Sie sich auch auf dieser Ebene behandeln lassen.

Nebenbei: Ich habe mal auf Einladung eines Pharmakonzerns für neunundzwanzig Klinikchefs einen Workshop zur Selbstheilung gegeben. Beim Dinner sagten mir zwei der Professoren, sie wüssten ja, dass ich recht habe, das würden sie aber höchstens ein halbes oder viertel Jahr vor ihrer Pensionierung zugeben. Das Geschäft mit dem materialistisch-biochemischen Menschenbild sei so gigantisch, das könne man nicht aufs Spiel setzen. Ich fragte daraufhin den verantwortlichen Veranstalter, weshalb er mich eingeladen habe. Er antwortete, er hätte eines meiner Bücher gelesen und wollte den Herren diese Sichtweise gern noch vermitteln. Dies sei seine letzte Veranstaltung, danach wechsele er die Branche.

HIN ZUR NEUEN IDENTITÄT

Was macht man, um sich als geistig-seelisches Wesen zu fühlen? Den einen Weg haben wir schon beschrieben, der beginnt bei dem Satz des Arztes: „Für Sie können wir nichts mehr tun, Ihre Krankheit ist unheilbar." Will man es aber nicht so weit kommen lassen und schon in einem körperlich gesunden Zustand den Identitätswechsel vollziehen, muss man sich zunächst etwas klarmachen: Welche Faktoren speisen mein biochemisches, materialistisches Identitätsgefühl? Wer prägt mein Weltbild und damit automatisch auch mein Menschenbild? Was lese ich? Welche Fernsehsendungen schaue ich mir an? Wer sind meine Gesprächspartner? Welches Bewusstsein verlangt mein Arbeitgeber von mir, welches Bewusstsein verlangt die Sache, mit der ich mein Geld verdiene? Wie denkt mein Partner? Was erzähle ich meinen Kindern? Wie reagiere ich auf ihre Krankheiten? Was bedeutet der Tod für mich? Mit welchem Gefühl hatte ich bisher mit ihm zu tun? Glaube ich an Wiedergeburt?

EXKURS ZUM THEMA WIEDERGEBURT

Sie halten Wiedergeburt für kompletten Unsinn? Dann liegen Sie in meinen Augen richtig, denn niemand kann mir weismachen, dass mein Körper noch mal geboren wird. Sobald der einmal gestorben ist, wird er von Flammen, Würmern oder wie in Tibet von Geiern gefressen und kommt garantiert nie wieder. Was aber könnte wiedergeboren werden, wenn man an Wiedergeburt glauben möchte? Wenn es der Körper nicht sein kann, was dann? Um diese Frage zu beantworten, sollte man sich erst einmal überlegen, was den Menschen ausmacht? Intellekt, Seele, Psyche, vielleicht auch Gefühl? Das alles ist nicht Körper oder Materie. Wir könnten all dies, was nicht Materie ist, Geist nennen. Also unterscheiden wir für die Frage, ob es Wiedergeburt geben kann oder nicht, zunächst einmal ganz grob zwischen Körper und Geist. Wenn der Körper vergeht – stirbt dann auch der Geist?

Es mag an meiner Engstirnigkeit liegen, aber ich habe noch nie einen Geist sterben sehen. Ich war auch noch nie auf der Beerdigung eines Geistes. Ganz im Gegenteil, ich war schon oft auf einer Feier zu Ehren eines großen Geistes oder eines Genies, wie man auch sagt, zum Beispiel auf einem Mozart-Konzert oder bei einer Goethe-Lesung. Auch wenn deren Körper nicht mehr vorhanden sind, so war der Geist dieser Herren sehr präsent. Geist stirbt also nicht, wenn der Körper stirbt. Man kann den Geist vergessen, aber deshalb ist er nicht tot. Geist kann unabhängig von einem Körper existieren, das glaube ich nicht nur, dafür gibt es jede Menge Erfahrungen.

Ich sehe auch, dass der Geist sich eines Körpers bedienen kann, quasi als sein Werkzeug. Aber wenn das Werkzeug kaputt ist, ist der Geist deshalb nicht kaputt. Und wenn der Geist nicht kaputtgeht, dann ist er auch nicht entstanden. Er bemächtigt sich eines Körpers, und da der Körper zunächst nicht mehr als ein Same und eine Eizelle ist, sollte man besser sagen: Der Geist erschafft sich einen Körper. Insofern ist auch die Biologie ein Werkzeug des Geistes. Nach dieser Definition von Geist kann er nicht sterben und deshalb auch nicht geboren und schon gar nicht „wiedergeboren" werden. Da der Körper auch nicht wiedergeboren werden kann, weil er am Ende seine Form komplett verliert, weiß ich nicht, woran man glaubt, wenn man von Wiedergeburt spricht. Richtig wäre, von der Kontinuität des Geistes zu sprechen.

DER BEWUSSTSEINSTEST

Wenn Sie Ihr Bewusstsein überprüfen und entwickeln möchten, brauchen Sie sich nur die Frage zu stellen: Wann ist mein Leben zu Ende? Lautet Ihre Antwort: wenn ich sterbe, dann zeigt das, wie weit Sie noch davon entfernt sind, sich als geistig-seelisches Wesen zu empfinden. Als geistig-seelisches Wesen sind Sie unsterblich und ungeboren. Sie haben, als Sie sich das im Moment im Gebrauch befindliche Werkzeug – Ihren aktuellen Körper, Ihre Form – zugelegt haben, Ihre unendliche Entwicklung fortgesetzt. Nichts anderes ist bei Ihrer Zeugung passiert. Die wichtigsten Konflikte, die Sie vor der Erzeugung dieses Werkzeuges noch hatten, sind durch die neue Inkarnation weder gelöscht noch gelöst worden. Sie haben sie sozusagen als unerledigte Aufgaben für die Arbeit mit diesem Werkzeug mitgebracht.

Wenn wir uns mit der Kontinuität unseres geistig-seelischen Seins identifizieren, dann fällt uns die Selbstheilung wesentlich leichter. Wenn wir uns mit unserem Körper und dessen sicherem Ende identifizieren, dann sollten wir uns körperlich behandeln lassen. Denn das, woran jemand glaubt, besitzt grundsätzlich mehr Kraft als etwas, woran er nicht glaubt.

Ich habe bereits ein Buch darüber geschrieben, welche vielen Möglichkeiten es gibt, sein Bewusstsein von der grobstofflichen, materialistischen Weltanschauung hin zur geistig-seelischen Weltanschauung zu verändern: „Mental Healing. Das Geheimnis der Selbstheilung" (siehe Anhang). Bewusstseinsentwicklung ist von der Schulzeit an mein Thema und meine berufliche Arbeit. Alle meine Filme, Bücher und Veranstaltungen dienen ausschließlich dieser Aufgabe. In diesem Buch versuche ich nun, Ihnen in Kurzform zu Ihrem Identitätswechsel zu verhelfen. Ich zeige Ihnen die Schritte der Selbstheilung, damit Sie anfangen können, sich zu heilen, statt an sich herumdoktern zu lassen. Ich hoffe, Sie haben dafür nun schon ein grundsätzliches Verständnis gewonnen (oder es bereits mitgebracht) und wollen nun mit der Praxis beginnen. Auf den weiteren Seiten dieses Buches erhalten Sie weiterführende Erklärungen und darüber hinaus auch Beispiele. Zudem führe ich Sie mit aufeinander aufbauenden Übungen durch Ihren Selbstheilungsprozess.

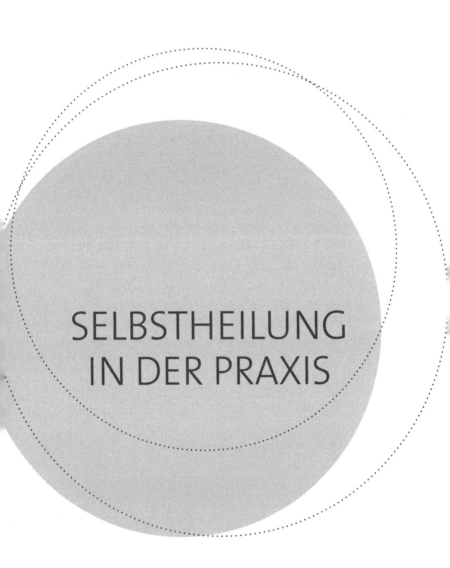

SELBSTHEILUNG
IN DER PRAXIS

Die Seele weiß alles

Wir waren bei der Feststellung stehen geblieben, dass Ihre Seele alles registriert hat, was Sie je erlebt haben. Dadurch können Sie sich auf der geistig-seelischen oder intuitiven Ebene an alles erinnern, was die Ursache für eine Krankheit oder ein Problem ausmacht.

Wie aber kommen Sie nun an diese intuitive Erinnerung? Bei vielen klappt das nicht, weil sie es sich kompliziert oder irgendwie schwierig vorstellen. Dabei liegt der Erfolg in der Einfachheit.

Ihr Heilprojekt

Die Ursachen für Ihre Krankheit sollten Sie nicht zwischen Tür und Angel zu finden versuchen. Schließlich tauchen Sie dabei tief in Ihre Vergangenheit und in Ihr Unbewusstes ein. Das geht am besten, wenn Sie sehr ruhig und entspannt sind. Um in diesen Zustand zu kommen, können Sie die folgende Atemübung nutzen. Dann kommen Sie leichter an das intuitiv abrufbare Wissen heran.

Setzen oder legen Sie sich dafür bequem hin. Am besten haben Sie, bevor Sie mit dieser Übung beginnen, schon einen Block und einen Stift oder den einsatzbereiten Laptop vor sich auf den Knien oder auf dem Tisch, denn Sie werden einiges aufschreiben. Das Licht ist dezent, aber dafür ausreichend eingestellt. Sie haben sichergestellt, dass Sie garantiert niemand stören oder ablenken kann. Sie kommen mit dieser Übung in zwei Minuten in den Alphazustand, in dem Sie das Mental Healing® am leichtesten praktizieren.

Atemübung

1. Sie legen den Daumen Ihrer locker geöffneten Hand in Ihren Bauchnabel, sodass Sie Ihren Unterbauch sanft und gut in der Hand haben. Dann atmen Sie in diese Hand hinein, sodass sie sich bewegt. Sie füllen Ihren Unterbauch wie einen Luftballon, aber ganz sanft und ohne Druck. Erst wenn dieser Luftballon gut gefüllt ist, öffnen Sie oben das Ventil, indem Sie die austretende Luft so durch Ihre Lippen ausströmen lassen, dass es ein Geräusch gibt, als hätten Sie den Stöpsel einer Luftmatratze gezogen. Wenn das Ausatmen ein Geräusch macht, identifiziert sich unser Gehirn leichter damit, weil ein Sinnesorgan, das Ohr, angesprochen ist.

2. Zum Einatmen schließen Sie den Mund, sodass es geräuschlos geschieht, denn es geht darum, sich mehr mit dem Aus- als mit dem Einatmen zu identifizieren. Das Ausatmen steht für das Loslassen, und Sie wollen alle Anspannung und letztlich alte Muster loslassen.

3. Damit das Einatmen noch besser funktioniert und der Brustkorb dabei wirklich ganz ruhig und unbewegt bleibt und sich auch die Schultern nicht heben, stellen Sie sich vor, Sie würden die Luft durch Ihre Fußsohlen einziehen. Dann funktioniert die Tiefenatmung ganz wie von selbst.

4. Das Ausatmen bleibt geräuschvoll. Dabei fühlen Sie, wie die Hand dem kleiner werdenden Unterbauch folgt – das verstärkt die gedankliche Anteilnahme am Ausatmen.

5. Wenn Sie dazu Ihren Blick unscharf stellen oder die Augen ganz schließen, können Sie spüren, wie nach drei oder vier solchen tiefen Atemzügen Ihre Gehirnfrequenz absinkt. Sie müssen lediglich aufpassen, dass Sie dabei nicht einschlafen.

Diese Übung können Sie immer wieder am Anfang einer Heilsitzung machen oder auch mittendrin wiederholen. Denn in den meisten Fällen lösen sich die Probleme nicht mit einem einzigen Mal. Man geht einfach immer so weit, wie man gerade kommt. Und beim nächsten Mal geht es tiefer.

ZUM INTUITIVEN WISSEN VORDRINGEN

Klar ist: Sie wollen Ihre Probleme selbst lösen können. Jetzt und in Zukunft. Also üben Sie das an einem Problem, das Sie bedrückt. Am besten machen Sie sich zunächst eine Liste mit all dem, was Sie belastet. Es genügt wahrscheinlich ein Begriff, damit Sie wissen, welches Problem Sie meinen: „mein Krebs", „meine Schwiegermutter", „meine ständige Geldknappheit", „meine Arthrose" und so weiter. Je konkreter Sie Ihre Probleme beim Namen nennen, desto fokussierter läuft auch Ihr Prozess.

Was wollen Sie heilen? Und woher kommt es?

1. Zunächst entscheiden Sie sich, welches der aufgelisteten Probleme Sie als Erstes heilen wollen. Wir nennen dieses Problem ab sofort unser Projekt, das erleichtert die Herangehensweise. Wenn jemand nun nicht mehr sagt, er hat ein großes finanzielles Problem, sondern ein großes finanzielles Projekt, und sein Krebs ist kein Problem mehr, sondern eine Herausforderung, wie jedes Projekt, dann geht er bereits mit einem anderen Bewusstsein an den Heilprozess als mit der Schwere von Problemen.

2. Also, was nehmen Sie als Ihr Projekt? Schreiben Sie es auf. Schenken Sie dieser Frage Ihre volle Aufmerksamkeit,

denn so klar und präzise Ihr Vorhaben formuliert ist, so klar und präzise ist auch die Antwort Ihrer Seele. Also beschreiben Sie sehr genau, worin das Problem, der Schmerz oder die Krankheit besteht, an denen Sie leiden. Auch dann, wenn Ihnen das gedanklich völlig klar ist. Alle wichtigen Dinge im Leben macht man schriftlich, und dieser Punkt, was genau sich bei Ihnen lösen soll, ist sehr, sehr wichtig. Es nur gedanklich zu vollziehen würde nicht funktionieren.

3. Haben Sie das Symptom oder Problem genau und konkret benannt, dann kommt die Frage nach seiner Ursache: „Was ist die Ursache meines ...-Projekts?" Nennen Sie es wiederum schriftlich bei dem Namen, den es bei Ihnen hat. Bitte keine medizinische Benennung.

Breite Anwendungsmöglichkeiten

Auch wenn wir uns hier im Buch auf körperliche Beschwerden beschränken, es muss kein körperliches Projekt sein, das Sie bearbeiten. Es kann sich auch um ein Beziehungsprojekt handeln oder sonst etwas. Sie müssen nur genau hinspüren, worin das eigentliche Leid besteht. Sie können eine Beziehung, die Sie heilen wollen, beispielsweise danach abfragen:

- Wie frei fühle ich mich?
- Bin ich auch für mich da oder nur für andere?
- Trage ich die Verantwortung allein?
- Was kann ich nicht (mehr) hören?
- Was macht mich krank?

Hineinfühlen

1. Haben Sie notiert, worum es geht, sollten Sie noch tiefer in Ihr Leid hineinfühlen und aufschreiben, wie sich Ihr körperlicher oder/und seelischer Schmerz anfühlt. Was macht Ihnen bei Ihrem körperlichen Leiden am meisten Angst?
2. Schreiben Sie die Worte nieder, die Sie in sich fühlen, nicht nur die, die Sie wissen. Genau das hilft Ihnen, die Ursache für Ihr Symptom zu finden.

Es hilft sehr, wenn Sie übertreiben und sich Ihr Leid in einem extremen Zustand vorstellen. Was passiert dann mit Ihnen? Je präziser Sie die Frage nach dem aufzulösenden Schmerz stellen, desto schneller erhalten Sie die Antwort Ihrer Seele. Verlassen Sie die biochemische, körperliche Ebene und schauen Sie sich das dahinterstehende Gefühl genau an.

Wie macht sich Ihre Krankheit für Sie fühlbar? Selbst wenn Sie antworten, dass Sie daran sterben, dann schreiben Sie auf, mit welchem Gefühl Sie sterben. Mit einem großen Verlassenheitsgefühl? Allein? Welchen Kummer nehmen Sie mit? Was ist noch nicht geklärt, wenn Sie jetzt sterben?

Auch wenn Sie bei Ihrem Heilprojekt nicht die Vorstellung haben, dass Sie, wenn es schlimmer werden würde, gleich sterben müssten, so schreiben Sie doch auf, wie sich Ihr Leiden im Extremzustand verhält und anfühlt. Wenn Sie sich nicht trauen, beim ersten Mal gleich alles zu spüren, indem Sie es konsequent im Präsens niederschreiben, hilft Ihnen der Trick, einen Als-ob-Satz zu formulieren: „Es ist, als ob …" Oder Sie nennen Ihr Gefühl beim Namen: „Es brennt, es sticht, es ist zum Aus-der-Haut-Fahren, ich bin in Panik, ich ersticke oder, oder, oder …"

Der Ausdruck Ihrer rein subjektiven Empfindung ist der intuitive Wegweiser zur Ursache Ihres Projekts. Wenn Sie sich intensiv auf Ihr Leid konzentrieren, können Sie sicherlich viele Gefühle protokollieren, in Form von Adjektiven, beschreibenden Begriffen und vielleicht auch Bildern und sogar Szenen.

Bilder und Szenen finden

1. Sobald Sie Worte auf dem Papier haben, fühlen Sie sie alle einzeln noch einmal durch. Scannen Sie sie sozusagen emotional ab.
2. Achten Sie dabei auf die Begriffe, die bei Ihnen stärkere Gefühle auslösen als die anderen. Dann gehen Sie diesen Begriffen nach. Hinterfragen Sie sie und notieren Sie, welche Bilder oder Szenen dieses Hinterfragen auslöst. Wenn es gleich mehrere Bilder oder Szenen sind, verlangsamen Sie diesen Prozess, indem Sie all diese Eindrücke protokollieren, wenigstens stichwortartig.

Es können für Ihre linke Gehirnhälfte, die Ratio, völlig absurde Bilder auftauchen. Auch die nehmen Sie wahr, denn wir können Fantasie als die Summe aller Leben definieren. Und dann hat alles, auch das, was die Ratio nicht nachvollziehen kann, einen Wahrheitsgehalt – aber eben nicht in diesem Leben, an das Sie sich mit Ihrer Ratio klammern, sondern in einem anderen Leben, mit einem anderen Körper, eventuell auch mit einem anderen Geschlecht als jetzt.

Sie folgen bei der Recherche nach der Ursache Ihres Projekts ausschließlich Ihren inneren Bildern, den Worten, Farben, Zuständen, die auftauchen.

Intuition und Assoziation

Die Intuition ist rein von Assoziationen gesteuert. Sie arbeitet wie ein Spürhund, der eine Fährte aufnimmt. Was macht der Hund, wenn er die Spur verliert? Er geht zurück, vergewissert sich seiner letzten zuverlässigen Eindrücke und überprüft die Spur von Neuem. Sollte unsere Fährte auf dem Weg zur Ursache der Krankheit plötzlich ohne Fund enden, schauen auch wir uns wie der Hund um und vergewissern uns, wo wir sind. Zum Beispiel steht der Vierbeiner vor einem Wasser – das kann für uns das plötzliche Gefühl eines Blackouts sein: schwarz. Verzweifeln Sie an einer solchen Stelle nicht, sondern schauen Sie hoch wie der Hund und machen Sie sich klar, was passiert sein könnte. Haben Sie damals in diesem Moment vielleicht das Bewusstsein verloren oder das Ereignis so gründlich aus Ihrem Wachbewusstsein verdrängt, dass Sie nichts mehr sehen – nichts mehr sehen können oder wollen? Ja, vielleicht …

AN DER FÄHRTE DRANBLEIBEN

Aus welcher Perspektive schauen Sie sich die Situation jetzt an? Es ist für die Seele kein Problem, den Körper zu verlassen und zuzuschauen, was mit ihm passiert. Wenn der Hund sich orientiert hat, begibt er sich auf die andere Seite des Wassers und sucht dort von Neuem nach der Fährte, bis er die Stelle hat, wo das Gesuchte sich befindet. Plötzlich steht dann in Ihrem Bewusstsein eine Szene, die einen emotionalen Schmerz in sich trägt, der sich mit dem, was Sie heute noch fühlen, in Verbindung bringen lässt und sich sogar auf der körperlichen Ebene widerspiegelt.

Zumindest sagt die subjektive Betroffenheit: Hier ist etwas passiert, etwas Gravierendes, etwas, das bis heute offensichtlich noch nicht verarbeitet wurde. Das ist der Grund für das Kranksein. Vielleicht kommen Ihnen die Tränen. Ihre Seele möchte, dass dieses Leid, das in dieser Begebenheit steckt, endlich aufgelöst oder die Botschaft dahinter erkannt wird. Die Seele möchte jedweden Stress loswerden. Selbst wenn die Ratio Ihnen einflüstert, dass es für Ihre Krankheit doch noch einen anderen Grund geben könnte, der Ihnen nicht bewusst ist, bearbeiten Sie trotzdem das, was Sie jetzt betroffen macht und wovon Sie hundertprozentig wissen, dass es keine glückliche Situation für Sie war.

Den Schmerz durchleben

1. Nun nehmen Sie sämtlichen Mut zusammen und erlauben sich, sich das Geschehen Zentimeter für Zentimeter oder Sekunde für Sekunde vollständig bewusst zu machen. Bleiben Sie dran an dem, was vor Ihren inneren Augen auftaucht. Was ist damals passiert? Schauen Sie es an, durchleben Sie es, auch wenn es Sie anekelt, Sie schaudern oder stöhnen lässt.
2. Wenn der Schmerz rauswill, dann schreien Sie, schreien Sie, so laut Sie können.

DAS GESAMTE LEID BRICHT HERVOR

Sie beteiligen sich nicht länger an der alten Verdrängung dieses Ereignisses. Ihre akute Krankheit oder das aktuelle Projekt zeigt Ihnen, dass es lediglich ein Notbehelf war, das frühere Leid zu verdrängen. Diese Verdrängung hat Sie nicht gesund gemacht – im Gegenteil. Jetzt darf das gesamte Leid herausplatzen. Es wird und es kann nicht wieder so stark werden, wie es einmal war. Denn jetzt sind Sie erwachsen oder in einem anderen Leben. Jetzt sitzen Sie zu Hause oder liegen sicher im Bett. Selbst wenn Sie höllische Schmerzen erleben – sie spiegeln nur die Gewissheit, dass Sie Ihr ursächliches Schmerzbild gefunden haben. Es beinhaltet die Ursache Ihres heutigen Leidens. Und das darf jetzt gelöst werden.

Das Seelenschreiben®

Sie haben sicher bemerkt, dass das Aufschreiben ein wesentlicher Teil des Mental Healing® ist. Sie schreiben alles auf, was hochkommt. Wie lange kennen Sie dieses Thema, diesen Schmerz schon? Von allen möglichen Situationen, die dabei auftauchen, konzentrieren Sie sich auf die Szene, die am weitesten zurückliegt.

Sie schreiben im Präsens, in der Gegenwartsform, und in direkter wörtlicher Rede alles auf, was Sie und die anderen beteiligten Personen sagen – wörtlich und so authentisch wie möglich. Je konkreter die Szene mit ihrem Ambiente auf dem Papier steht, desto stärker erleben Sie sie jetzt noch mal.

Rutschen Sie in erklärende, eher analytische Textformen ab, gibt es keinen Grund, diese beim Nachlesen nicht entspre-

Schmerzbild

So bezeichne ich die schmerzhaften inneren Bilder, die Szene aus der Vergangenheit, die die Ursache für das heutige Leid, die aktuelle Krankheit oder das momentane Problem ist. Haben Sie das Schmerzbild gefunden, haben Sie den Schlüssel zur Heilung entdeckt.

chend zu korrigieren: Überarbeiten Sie sie immer wieder neu. Sofort merken Sie, wie ein Erlebnis in der Jetztform wesentlich stärker wirkt als in der Vergangenheitsform oder als analytischer, beschreibender Metatext.

KONKRET WERDEN

Im Präsens gibt es keine Verallgemeinerungen, und deshalb müssen Sie Farbe bekennen. Sie müssen sich entscheiden: Steht die Mama oder der Papa jetzt rechts oder links von mir? Wie weit ist sie oder er weg von mir? Ist es am Tag oder abends? Spielt die Szene drinnen oder draußen? Ist es Sommer oder Winter?

Alles das, jedes Detail muss entschieden werden. Und das Wichtigste dabei: Man entscheidet es immer mit dem allerersten Gedanken. Der zweite Gedanke unterliegt meistens schon der Ratio. Wenn man sagt oder schreibt: „Ich weiß es nicht", dann ist man schon aus der Intuition herausgesprungen. Dann hat man schon begonnen nachzudenken, und das heißt, dem ersten Gedanken hinterherzudenken.

Es geht nicht darum, ob das, was Sie denken, objektiv so war oder Sie das jetzt nur annehmen. Es geht um eine subjektive Wahrheit: „So hätte es sein können." Und daraus machen Sie: „So ist es." Sie schreiben, was Sie jetzt tun, was mit Ihnen passiert. Gehen Sie in dem Erleben zwei, drei Schritte weiter, vielleicht noch mal einen zurück, aber dann nach vorn.

In der Rekonstruktion eines Schmerzbildes geht man, wenn man sich verfranst hat oder auf die Metaebene ausgewichen ist, in der Visualisierung immer wieder so weit zurück, bis man bei dem Bild ist, das man als letztes konkret vor seinem inneren Auge hatte oder auch nur hören oder riechen konnte. Unbedingt schriftlich.

Ich weiß es nicht?

Auf „Ich weiß es nicht" gibt es nur eine einfache Reaktion. Sagen Sie sich: „Schau hin! Mach die Augen zu und schau genau hin. Du bist jetzt nicht hier an diesem Platz, an dem du dieses Buch in der Hand hast und deine Texte schreibst, sondern du bist ganz in dieser Szene, die dir gerade in den Sinn gekommen war. Soeben hast du (beispielsweise) noch aufgeschrieben ‚Küche'. Also mach die Augen wieder zu und schau hin. Welche Küche? Siehst du deine Mutter darin? Ja, da steht sie …" Genau da fahren Sie fort mit Ihrer Recherche. Was tut sie? Wo bin ich? Wie alt fühle ich mich in dieser Szene etwa?

Um sich in einer solchen Szene zu halten, ist es wichtig, dass man diesen Prozess schriftlich macht. Im Aufgeschriebenen lässt sich mühelos die Stelle finden, bei der man noch in der Szene lebte – und genau da knüpft man noch mal an: mit der Maßgabe, noch genauer hinzuschauen und hinzuspüren und sich durch eigenes Nachfragen ständig weiterzutreiben: Was läuft hier eigentlich ab? Was sagt die andere Person, vielleicht die Mutter? Wie sagt sie es? Wohin schaut sie dabei? Was sagt sie da? „Du kriegst ja doch keinen ab"? Überprüfen Sie, ob sie es wirklich so gesagt haben kann. Ist das authentisch für sie? Am besten schreiben Sie es in der Sprache und in dem Dialekt, in dem sie damals gesprochen hat. Und dann fragen Sie sich jedes Mal: Wie fühle ich mich dabei?

Gehen Sie wieder, weiter und tiefer in die Szene hinein. Bringen Sie das ganze Ausmaß der Verletzung zu Papier. Sie sind frei. Dieser Text ist nur für Sie allein bestimmt. Niemandem sind Sie darüber Rechenschaft schuldig. Hüten Sie die Seiten wie Ihre Intimität. Sie gehen nur Sie etwas an.

Imaginieren Sie in Ihr Schmerzbild weitere Bezugspersonen, auch diejenigen, die Ihnen nicht geholfen haben. Allmählich steht Ihnen das ganze Ausmaß des Dramas im Präsens klar vor Augen und auf dem Papier.

DAS SCHMERZBILD WEITER VERFEINERN

Lassen Sie sich Zeit. Sie merken, wenn es für diesmal genug ist. Legen Sie das Papier dann zur Seite und lesen Sie es vor dem Schlafengehen oder besser in der Nacht, wenn Sie aufwachen, weil Sie Ihren Selbstheilungsprozess schon in Gang gesetzt haben, noch mal durch. Ergänzen Sie den Text sofort um noch mehr Authentizität und spüren Sie in sich hinein: Stimmt es so?

Irgendwann haben Sie das Schmerzbild in seinem ganzen Ausmaß im Bewusstsein und auf dem Papier. Der Prozess geht weiter. Wenn Sie sich etwas erholt haben, lesen Sie die Seiten noch einmal durch und ergänzen alles, was Ihnen auffällt, um noch genauer das Verbrechen zu dokumentieren, das an Ihnen begangen wurde oder das Sie an jemandem begangen haben. Täter heilen sich mit derselben Vorgehensweise wie Opfer.

Klare Worte

1. Es kommt darauf an, die Details beim Namen zu nennen. Reden Sie nicht drumherum oder in verallgemeinernder Form, wie „so schlimme Sachen, so …" Schreiben Sie exakt auf: Was hat jemand mit Ihnen gemacht? Wie hat er/sie es gemacht? Was haben Sie gemacht oder machen müssen? Wie fühlten Sie sich?

2. Lassen Sie nichts aus und beschönigen Sie nichts, denn als Sie es einst erleben mussten, war auch nichts „beschönigt".

3. Fragen Sie sich: Wovon in Ihrem Schmerzbild sind Sie am stärksten betroffen? Wo muss die Heilung beginnen? Was war das Schlimmste an diesen Erfahrungen?

DIE HEILUNG EINLEITEN

Sie spüren, dass Ihre Seele Vertrauen zu Ihnen gefasst hat. Sie glaubt Ihnen jetzt, dass Sie den Mut und den Drang haben, alles sehen zu wollen, was Sie einst verletzt hat. Alles, was Sie verdrängten, um zu überleben, darf jetzt ans Licht. Denn jetzt wollen Sie leben und nicht nur überleben. Deswegen muss diese Ursache, die sich im Schmerzbild zeigt, nun geheilt werden.

Wenn wir mit einer solchen emotionalen Recherche an Szenen gekommen sind, die wir in einen Zusammenhang mit unserem akuten Leiden bringen, dann ist das eindeutig unser Schmerzbild. Gibt es Übereinstimmungen in den Gefühlsbeschreibungen des Symptoms mit den Gefühlsbeschreibungen der Schmerzszene? Schauen Sie an, was Sie jeweils dazu aufgeschrieben haben.

Eine Auszeit für Ihre Heilung

Nun sind wir bereits mittendrin. Wenn Sie jetzt keine Ausrede gelten lassen, um den Prozess zu vertagen, dann haben Sie sehr große Chancen, in kürzester Zeit komplett gesund zu sein. Es kann intensiv werden, deshalb ist es ratsam, sich für seine Selbstheilung eine Auszeit zu genehmigen und sie zuverlässig einzuplanen. Dann können Sie tagelang mit Ihrer Seele arbeiten, absolut ungestört, getragen von dem Wunsch:

„Ich will wissen! Ich schiebe jetzt den Vorhang der Ignoranz zur Seite." Sie sagen laut zu sich: „Ich will sehen." Und dabei springen Sie mit einem Fuß einen Schritt nach vorn, kreuzen die Arme vorm Gesicht und ziehen mit voller Kraft den virtuellen Vorhang auseinander mit den lauten Worten: „Ich will sehen. Ich sehe." Und siehe da, plötzlich kommen Szenen hoch, die für die Ratio unfassbar sind und eigentlich nicht möglich. Aber von dieser Verwunderung lassen Sie sich nicht ablenken, Sie gehen auf alles zu, was da jetzt kommt, und schreiben, was der Stift oder die Tasten hergeben.

IMMER WIEDER PRÜFEN

Eine Auszeit bietet sich auch deshalb an, weil Sie dann umso tiefer einsteigen können. Wie gesagt: Kontrollieren Sie sich sehr genau, damit Sie nicht aus der Szene aussteigen und plötzlich allgemein formulieren. Bevor Sie sich dazu verführen lassen, gehen Sie zurück in den Moment, in dem Sie sich am stärksten betroffen fühlen. Wenn Sie alles niedergeschrieben haben, was zu dieser Szene gehört, in der Sie verletzt wurden (oder in der Sie als Täter jemanden verletzt haben), dann gehen Sie den Ablauf noch einmal durch. Am besten lesen Sie sich den Text laut vor. Ja, laut. Genau in der Art und in der Lautstärke, wie die beteiligten Personen wahrscheinlich gesprochen haben. Sie können den Text in die Hand nehmen und die Bewegungen und Schritte mitmachen, die in Ihrem Skript vorkommen. Sie werden viele Verbesserungen finden, die Sie sofort in den Text einfügen sollten. Auf diese Weise wird das Geschehen immer authentischer und dichter, sodass Sie es im Hier und Jetzt Wirklichkeit werden lassen. Es kommt darauf an, dass Sie diese Rekonstruktion in sich spüren und auch die beteiligten Personen ganz klar sehen und erleben.

HEILSAMER RÜCKZUG

Es ist für diese intensive Arbeit gut, wenn man sich für eine Zeit an einen ruhigen, nicht alltäglichen Ort zurückzieht, vielleicht in eine abgelegene Hütte (mit Strom), eine Pension oder auch in das Kellerzimmer oder die Gartenlaube. Man sollte Computer und Drucker mitnehmen und alles, was man für die Zeit braucht. Das ist kein Aufwand im Vergleich zu dem Aufwand, den man treiben muss, wenn man auf unbestimmte Zeit in die Klinik geht. Die Familie und der Arbeitgeber akzeptieren den Klinikaufenthalt zwar wesentlich lieber als eine Auszeit, auch wenn sie von dieser mehr profitieren, weil sie Sie gesünder und damit auch langfristig arbeitsfähig entlässt. Doch die Selbstheilung sollte Ihnen auch einen Teil Ihres Urlaubs wert sein, insbesondere dann, wenn Sie schmerzhafte Beschwerden haben. Krankenhausaufenthalte sind auf jeden Fall wesentlich teurer (auch wenn hier die Kasse zahlt), dauern länger und bergen ein großes Risiko in sich.

Bei der Selbstheilung geht es um alles, weil man damit vielfach erst beginnt, wenn man die Todesdiagnose schon in der Tasche hat. Also gibt es keinen Grund mehr, nicht alles aufzubieten, was den Selbstheilungsprozess fördert. Doch Sie müssen selbstverständlich nicht so lange warten, Sie können auch weitgehend gesund damit beginnen, im eigenen Inneren aufzuräumen.

UNTERSTÜTZUNG VON AUSSEN

Am Computer zu arbeiten hat Vorteile, weil man mit ihm seine Texte am leichtesten verbessern und korrigieren kann. Hat man für alle Fälle vielleicht auch noch einen Internetanschluss am Selbstheilungsplatz, dann gibt es sogar die Möglichkeit, handgeschriebene Texte mit dem Computer abzuschreiben und das Erleben zu intensivieren, also noch genauer in dem, was war, zu werden. Mit dem Internetanschluss kann man dann seine Texte von jemandem gegenlesen lassen, dem man vertraut und der in der Mental-Healing®-Methode geschult ist oder zumindest Erfahrungen damit gesammelt hat. Jemand von außen findet die Schwachpunkte in der Rekonstruktion des Schmerzbildes meistens leichter als man selbst, weil man teilweise betriebsblind ist. Es genügt oft eine Frage wie: „Wo ist eigentlich der Papa?", damit Ihnen klar wird, dass Sie Ihren Vater bereits abgeschrieben hatten, denn er lebte sowieso woanders oder war immer arbeiten oder was auch immer. Aber wenn Sie Ihr Schmerzbild komplett machen möchten, dann gehört in die Szene natürlich auch der Vater, der nie da war.

Sollten Sie über keinerlei Informationen über Ihren Vater verfügen, dann können Sie in Ihrer Imagination Ihre Mama erklären lassen, was mit dem Vater ist. Auf der intuitiven Ebene stellt das kein Problem dar. Sie werden verblüfft sein, was dabei herauskommt. Sie verleihen Ihrer Mutter eine Stimme und lassen sie alles sagen, was Sie schon immer geahnt hatten. Ihre Seele weiß es, ihr kann nichts entgehen, ihr kann man nichts vormachen. Protokollieren Sie einfach mit, was die Mutter sagt, und lassen Sie nicht locker. Sie möchten nun alles wissen, was dazu geführt hat, dass (zum Beispiel) Ihr Vater aus Ihrem Leben verschwunden ist. Sie brauchen die Szene, in der das passiert ist, im Hier und Jetzt. Auch wenn Ihre Ratio dazwischenquatscht und sagt: „Woher möchtest denn du das wissen? Vielleicht stimmt es gar nicht. Vielleicht war es ganz anders." Sie lassen sich davon nicht unterbrechen oder gar abhalten, das niederzuschreiben, was rauswill und rausmuss.

Holen Sie sich auf diese Weise Ihren Vater (oder Ihre Mutter, je nachdem, wer fehlte) zurück. Es ist Ihr einziger Vater. Sie haben keinen anderen, und er bleibt Ihr Vater, Ihr Leben lang, auch wenn er bereits tot ist. Kommen Sie mit ihm in die Liebe. Alles andere macht krank.

PAUSE AUCH FÜR DIE RATIO

Wenn wir uns so an unseren Schmerz heranarbeiten, dann schalten wir die Ratio aus, die uns sagen möchte, dass alles, was einmal geschehen ist, rückwirkend nicht mehr verändert werden kann. Dem schenken Sie keinerlei Beachtung mehr. Sie sind verankert in der Vorstellung, das geistige Wesen zu sein, das sich seine Wirklichkeit selbst erschafft. Und die Wirklichkeit muss nicht wahr sein, sie ist das, was wirkt, deshalb heißt sie Wirklichkeit. Mit dieser Philosophie übernehmen Sie die volle Verantwortung für Ihr Wohlergehen und versinken nie wieder in Hoffnungslosigkeit, Angst, Schmerz und Elend oder in hohen Kosten (auch wenn die Versicherung davon etwas bezahlt). Halten Sie an dieser Stelle an der materialistischen Vorstellung Ihrer Ratio fest, müssen Sie sich von der Schulmedizin und der herkömmlichen Psychologie behandeln lassen. Das wird teuer. Es führt im Ganzen gesehen zu unzähligen Dauerkranken, an denen gigantische Geldsummen verschleudert beziehungsweise verdient werden, ohne dass Heilung geschieht. Oft entsteht einfach nur noch mehr Leid.

Der Chef der Schulmedizin ist die Ratio, und gemäß ihrer Philosophie gibt es deshalb auch unheilbare Krankheiten, chronische, vererbte, genetische und, und, und. Krankheiten, bei denen man nichts machen kann. Auf der rationalen, biochemischen, materialistischen Ebene hat diese Philosophie selbstverständlich recht, und der arme Patient kann sein Schicksal nur abnicken und auf Pflege hoffen, aber nicht auf Heilung. Heilung kann nur geschehen, wenn die Ursache geheilt wird, und das ist mit der Ratio nicht möglich.

Die Ratio wird beim Mental Healing® immer versuchen, Sie aus der Szene zu holen. Je stärker Sie sich auf die ausgewählte Situation konzentrieren und vermeiden, daraus auszusteigen, desto höher ist der Erkenntniswert. Wenn Sie merken, dass Sie wieder die Baustelle wechseln oder auf die Metaebene ausweichen, müssen Sie sich bewusst machen, dass es sich dabei lediglich um einen Selbstschutz handelt, mit dem Sie Ihre Verdrängung aufrechterhalten möchten.

DER WAHRE FILM

Die Wirklichkeit ist das, was wirkt, und nicht das, was wahr sein muss. Diesem Gesetz misstrauen wissenschaftlich geprägte Rationalisten besonders. Deshalb sagen sie auch: Selbstheilung kann tödlich sein. Sie befürchten nämlich, dass eine geistige Heilung nicht funktioniert, weil für sie als Materialisten eine Wirkung auf den Körper – auf die Materie – nur durch eine Maßnahme auf der materiellen Ebene zu erzielen ist. Der Geist und die Intuition sind ihnen, was Wirksamkeit anbelangt, dubios.

Lassen Sie mich dieses Wirkgesetz am Beispiel des Films erklären. Als ich noch an der Münchner Fachhochschule Film und Video lehrte, waren meine Studenten oft entsetzt, denn sie glaubten, sie lernen bei mir, dass ein Dokumentarfilm die Wirklichkeit dokumentiert und deshalb, im Gegensatz zum Spielfilm, nicht erfunden, sondern wahr ist.

Ein fataler Fehler! Der Dokumentarfilm ist genauso wenig wahr wie der Spielfilm. Aus rationaler Sicht „lügt" der Doku-

mentarfilm ebenso wie der Spielfilm mit seinen Schau-
spielern, die ihren Text gemäß Drehbuch auswendig lernen,
und mit seinen teilweise komplett erfundenen Handlungs-
abläufen und Geschichten. Der Dokumentarfilm lässt die
Darsteller zwar (weitestgehend) ihren eigenen Text reden
und benutzt Geschichten, die er teilweise vorfindet – aber
trotzdem lügt er. (Ich weiß natürlich, „lügen" ist für das
künstlerische Schaffen ein hässliches Wort, aber mir geht es
um einen prinzipiellen Unterschied, damit wir zur Heilung
kommen.)

Der Dokumentarfilm arbeitet wie der Spielfilm mit Kamera-
zooms, Schnitt- und Montagetechniken, womit er die Wahrheit ständig verfälscht. Schon die Tatsache, dass ich jemanden nah (im Close-up) aufnehme, während andere, die sich
im selben Raum aufhalten, in meinem Film nie zu sehen sind,
obwohl sie auf die Entstehung des Bildes einen starken Ein-
fluss ausüben, ist genau betrachtet schon eine Verfälschung.

Man könnte dann sagen, dass aber die Überwachungskamera
in der Bank einen echten Dokumentarfilm dreht, wenn sie
vierundzwanzig Stunden am Tag den gesamten Raum aufnimmt. Sie dokumentiert sozusagen ohne Manipulation, was
in diesem Schalterraum passiert, und liefert insofern einen
„wahren" Film. Aber auch das stimmt nicht, ich könnte wieder sagen, auch die Überwachungskamera lügt, denn sie zeigt
beispielsweise nicht, wo sie selbst ist.

Merken Sie? Wir bekommen niemals einen wahren Film im
Sinne der Ratio zustande. Es ist immer Manipulation (wieder ein hässliches Wort für eine künstlerische Leistung) mit
im Spiel. Die Manipulation oder Montage hat aber nichts
Schlechtes oder Verwerfliches an sich, solange die Motivation
in Ordnung ist.

Wenn wir nun an unsere Selbstheilung denken, geht es ebenfalls nicht darum, ob die Heilung auf einer Wahrheit beruht oder auf etwas Ausgedachtem. Es geht ausschließlich darum: Mit welcher Motivation wollen wir uns heilen? Das dürfte normalerweise kein Problem darstellen, denn unsere Motivation ist, gesund und glücklich zu werden – zum Wohle aller.

Das Wesen der Heilung

Gegen „gesund und glücklich" wird niemand etwas haben. Aber ich sage: „zum Wohle aller". Wie soll das in jedem Fall gehen? Es gibt Kränkungen und Verletzungen durch andere, die wir als die Ursache unserer Krankheit erkennen. Wie kann die Heilung einer solchen Krankheit erfolgen, wenn sie auch zum Wohle der Peiniger geschehen soll? Das ist für viele undenkbar und damit auch nicht machbar. Im umgekehrten Fall, wenn wir selbst der Übeltäter waren und dies als die Ursache unserer Krankheit erkennen, können wir an diesem Schmerzbild dann so arbeiten, dass uns glaubhaft vergeben wird und wir uns selbst ebenfalls vergeben können?

In beiden Fällen, als Opfer und als Täter, sollte man nicht sagen: Schwamm drüber, nach vorn schauen und die Vergangenheit entschulden, pauschal und generell. Was würde das bringen? Harmonie zum Wohle aller? Oder eher eine neuerliche Verdrängung dessen, was mal war?

WAS HEISST VERGEBUNG?

Es gibt viele spirituelle Heilmethoden, bei denen diese Vergebung und die allumfassende Liebe auch für einen Folterer und den größten Feind eingefordert und visualisiert werden. Sollte damit die Krankheit oder das Problem nicht verschwinden, dann liegt es sicherlich daran, dass die Versöhnung mit derartigen Methoden zu schnell erfolgt. Eine solche „Versöhnung" dient oftmals mehr der Unterdrückung des Schmerzes als seiner Befreiung. Damit die Würde des Opfers und die Würde des Täters wieder erlebt werden können, ist eine schonungslose Aufdeckung der Verletzung und Kränkung bei allen Beteiligten erforderlich. Wenn dies nicht geschieht, weil es unangenehm ist, dann bleibt der unbenannte Teil aus dem Unterbewussten heraus weiter aktiv, und es gibt keine wirklich neue Zellinformation, die Harmonie und Liebe verbreitet. Folglich kommt es auch nicht zur kompletten Heilung.

Die komplette Heilung ist die komplette Harmonisierung des als Ursache bewusst gewordenen Konfliktes in einer konkreten Szene – und nicht etwa im Allgemeinen oder auf theoretischer Metaebene. Dass dies auf Anhieb oft nicht gelingt, ist natürlich und richtig, denn meistens steckt in der Verletzung, die man in dieser krank machenden Beziehung erfahren hat, so viel Wut, dass man an eine Harmonie mit dem Peiniger gar nicht denken kann und will.

Es ist gut, wenn einem diese Wut bewusst wird und man sie spürt. Man muss sie nur auch herauslassen. Das schaffen viele nicht, weil sie wissen, dass ihre Heilung nur in der Liebe mit dem Peiniger geschehen kann. Sie erlauben sich nicht, den Umweg über die Wut zur Heilung zu nehmen.

DIE WUT MUSS ERLEBT WERDEN

Lassen Sie daher die Wut heraus. Dabei sollten Sie darauf achten, sich selbst auf keinen Fall zu verletzen und auch niemand anderen. Es geht zwar um real empfundene Wut auf jemanden, die wird man aber – auch wenn er noch lebt – niemals gegenüber dieser Person zeigen oder sie in der Realität darauf ansprechen. Man handelt die ganze Wut in seiner

Imagination auf dem Papier ab und prügelt eventuell auf ein Kissen ein. Oder man schreit, bis die Wände oder die Bäume wackeln, alles mal richtig raus, was rausmuss. Aber man achtet immer darauf, dass man sich selbst nicht verletzt und sich in seiner Vorstellung nicht schuldig macht, was einem später ein schlechtes Gewissen bereiten könnte.

Solange die Wut nicht befreit ist, also nicht aus dem Körper herauskommen darf, kann unmöglich Frieden einkehren. Wer glaubt, sich diesen Umweg zum Ziel der allumfassenden Liebe sparen zu können, tut sich und seiner Umwelt keinen Gefallen. Der ersehnte Friede und die damit einhergehende Heilung können erst einsetzen, wenn der Peiniger etwas gelernt hat, wenn er ein besserer, ein guter Mensch geworden ist. Die Versöhnung kommt erst zum Schluss. Vorher muss notwendigerweise abgerechnet werden, Ihnen muss Gerechtigkeit widerfahren. Es tut Ihnen nicht gut, wenn Sie Ihren Peiniger schonen oder Verständnis für sein Verhalten zeigen, sodass der Schmerz in Ihnen stecken bleibt. Damit unterdrücken Sie nur Ihre Gefühle, und das ist genau das, was Sie krank macht.

Wie aber lernt jemand, der ein Verbrechen zum Beispiel an (s)einem Kind begangen hat? Wie lernt der? Dieses Kind ist heute erwachsen und will sich von diesen frühen Verletzungen heilen. Also muss der Erwachsene in seiner Imagination als Kind gegen das Geschehen aufbegehren, sonst wird er nicht befreit. Dem Peiniger Liebe zu schicken, weil er ja selbst ein so „armes Schwein" ist, nützt weder dem Täter noch dem Opfer. Beide müssen jetzt in der Imagination etwas lernen, damit Heilung geschieht. Das Kind, dass es sich wehren muss, und alle anderen in dieser Szene, dass sie das Kind achten und schützen müssen.

ICH WAR DOCH NOCH SO KLEIN!

Wie soll das aber gehen, wenn man als das kleine Kind komplett ohnmächtig ist? Was soll es denn tun, wenn ihm als Embryo gedroht wird, umgebracht, abgetrieben zu werden? Bedenken Sie: Bevor jemand dachte, Sie solle es besser gar nicht geben, gab es den Moment Ihrer Zeugung. Da muss die Stimmung eine ganz andere gewesen sein, sonst wären Sie nicht animiert gewesen, bei diesem Akt zu inkarnieren. Wie wäre es, wenn Sie Ihren Eltern beibringen, dass sie auch die Verantwortung für die Folgen ihrer Lust übernehmen oder vorher klären, was sie eigentlich wollen? Sie arbeiten hier mit dem Umschreiben ab Seite 77.

Hier zunächst nur so viel: Sie werden sehen, wenn Sie dieses entscheidende Gespräch vor dem Sex im Präsens und in wörtlicher Rede auf dem Papier haben, sieht Ihre Welt ganz anders aus. Da zeigt sich, welche Haltung die beiden, die Ihre Eltern werden, einnehmen müssen, bevor sie sich lieben, damit Sie aus vollem Herzen willkommen sind. Sie verbessern damit nicht nur Ihre Startbedingungen für dieses Leben, sondern auch die Lebensbedingungen Ihrer Eltern, wozu gegebenenfalls auch ein anderes Bewusstsein der betroffenen Großeltern gehört.

Wenn Sie schon mal erkannt haben, dass Ihre Krankheit oder Ihr Problem durch Ihre schlechten Startbedingungen verursacht wurde, dann dient das Mental Healing® nicht nur Ihrer Heilung, sondern auch der aller anderen an Ihren Startbedingungen beteiligten Personen. Die wachsen durch Ihre Heilarbeit mit Ihrer Imagination in ihrem Bewusstsein mit. Das ist auf der Ebene der morphogenetischen Felder selbst für die Ratio erklärbar, sofern sie sich der modernen Physik geöffnet hat.

KNOTENPUNKTE IM ERLEBEN DER SEELE

Der Moment der Befruchtung ist der wichtigste Tag des körperlichen Lebens, des Lebens in der Form. An diesem Tag, in diesen Sekunden treffen wir eine Entscheidung für viele Jahrzehnte. Diese Entscheidung können wir erst wieder ändern, wenn wir als geistig-seelisches Wesen einen neuen Ausdruck, eine neue Form suchen. Jeder weitere Tag nach der Zeugung ist automatisch weniger wichtig. Die Wichtigkeit der seelischen Entscheidung, aus welchen Chromosomen die neue Form gebaut werden soll, von welchen Fähigkeiten und Eigenschaften der biologischen Eltern man profitieren will, ist nicht zu übertreffen. Diese Entscheidung ist nur vergleichbar mit den letzten Stunden im Körper, in denen sich erweist, mit wie viel Frieden wir ihn verlassen können und was wir an Hass, Frust, Enttäuschung und Unglück mitnehmen. Solche negativen Gefühle wirken sich unmittelbar auf die Wahl der nächsten Eltern aus. Wer voller Gram und Angst stirbt, besitzt keinen freien Geist, aus dem heraus er sich genau die Bedingungen seiner neuen körperlichen Existenz wählen kann, die ihn gesund und glücklich aufwachsen lassen, mit Eltern, bei denen er seine Fähigkeiten gut weiterentwickeln kann.

Also sind die Momente, in denen sich das Bewusstsein zur Materie verdichtet oder sich von der Materie trennt, die sogenannten Knotenpunkte des seelischen Kontinuums.

GEISTIGES VERDICHTEN

Alle Prozesse in unserem Universum sind Schwingungsphänomene – zumindest kann man sie so betrachten. Eine Schwingung könnte man so beschreiben, dass sie in der aufsteigenden Phase Energie komprimiert und in der absteigenden dekomprimiert. Die Wendepunkte sind die genannten

Knotenpunkte. Am wenigsten komprimiert sind Gedanken: rein geistige Vorgänge. Je stärker man sich auf einen Gedanken konzentriert, desto mehr verdichtet man ihn. Ab einer bestimmten Dichte wird der Gedanke zur Materie.

Jemand, der einen Gedanken verdichtet, wird zum Dichter, sagt man im Deutschen. Gedichte haben weit mehr Kraft als Prosatexte. Verdichten wir eine Idee, weil wir sie manifestieren möchten – oder anders gesagt: weil sie Wirklichkeit erfahren soll –, müssen wir uns sehr stark konzentrieren, sonst wird aus der Idee niemals eine Form oder Realität. Die Konzentration auf eine Idee erfordert am laufenden Band Entscheidungen. Will ich die Idee, ein solches Buch zu schreiben, realisieren, muss ich vieles entscheiden: Wo und wann schreibe ich, mit welchem Wort fange ich an, welches Wort soll sich anschließen, wann ist der Satz zu Ende, wie beginne ich den nächsten Satz …? Ohne solche Entscheidungen entsteht niemals ein Buch, es würde immer bei der Idee bleiben. Ideen sind und bleiben beliebig, bis man anfängt, sie zu verdichten, das heißt sich konkret festzulegen. Genau dafür lohnt es, Energie und Disziplin aufzubringen. Welche Ihrer vielen Ideen möchten Sie verdichten? Am besten nehmen Sie Ideen, deren Umsetzung Sie glücklich und gesund macht.

Was macht Erfahrungen aus? Der körperlich fixierte Mensch denkt immer nur über körperliche Dinge nach. Wie bekommt er eine Wohnung, ein Auto, Geld, Sachen, Kleidung, Essen, Medikamente und so weiter? Alles Dinge, die keinen Bestand haben. Denn alles, was sich verdichtet, materialisiert, also wird, vergeht auch wieder. Keine einzige Schwingung in diesem Universum besteht nur aus der Kompressionsphase. Hat die Schwingung ihre Amplitude, also ihren höchsten Punkt, den oberen Knotenpunkt, erreicht, dreht sich die Bewegung, und sie dekomprimiert wieder bis zur vollständigen Auflösung, wobei sie ihren unteren Knotenpunkt erreicht. Die materiellen Dinge, in denen sich Geist zu einer Sache verdichtet hat, verfallen, lösen sich wieder in pure Energie auf – sterben. Hier könnten wir nun auch noch einen Exkurs anknüpfen, weshalb Geist und Energie letztlich dasselbe sind. Das ist aber in unserem Zusammenhang nicht wichtig, wichtig ist nur, dass wir verstehen: Erfahrungen sind nur Erfahrungen, wenn sie sich so verdichten, dass wir sie mit allen Sinnen körperlich wahrnehmen können. Ansonsten handelt es sich lediglich um Abstraktionen, Ideen, aber nicht um sinnliche Erfahrungen.

UNENDLICHE VIELFALT

Wir suchen uns Eltern aus, um eine ganz bestimmte Idee vom Leben zu verdichten, physisch zu erleben. Nur als Geist unterwegs zu sein ist wenig befriedigend. Selbstverständlich gibt es nicht nur den menschlichen Körper als formalen Ausdruck einer Idee. Die Erde, das Sonnensystem, ja das gesamte Universum weist unendliche Formen auf, in denen das Geistige konkrete Erfahrungen sammelt. Jede Seele kann, wenn sie möchte, auch mal ein Leben in der Form eines Elefanten oder eines Baumes führen. Warum nicht? Das kann sehr interessant sein. Wobei auch das Elefantenleben nur eine Idee ist. Um sie Wirklichkeit werden zu lassen, muss entschieden werden: Elefantenkuh oder Elefantenbulle? Im Zoo oder im Reservat? Genauso gibt es nicht „das Leben als Baum". Es muss entschieden sein, welche Art, wo und wann und so weiter. Als Mensch das Gleiche: Männlein oder Weiblein? Wer die Entscheidung später bereut oder gar ändern will, tut sich schwer. Es gibt auch noch größere Ideen für ein Leben in Form. Will eine Seele das Gefühl, Mutter zu sein, in voller Größe auskosten, will sie vielleicht eine Erde sein. Zugegeben, eine etwas größere Idee von weiblicher Existenz als die, mit der wir Mensch sind. Im Universum werden aber laufend neue Erden geboren, und andere verschwinden. Genauso kann das Vatersein in der Inkarnation als Sonne erlebt werden. Es gibt unendlich viele Sonnen in den unterschiedlichen Galaxien, die geboren werden und wieder verlöschen. Zeit ist relativ.

Die Verantwortung dafür, welche Ihrer Ideen Sie realisieren wollen, können Sie an niemanden abgeben, nicht einmal an Gott – denn zuständig ist das Göttliche in Ihnen selbst. „Gott" und „Schöpfer" sind Synonyme. Wer sich heilen will, muss zum Schöpfer, also zu Gott werden.

ENTSCHEIDUNG FÜR DAS WIRKLICHE

Es geht darum, dass wir uns eine neue Wirklichkeit erschaffen, die wirkt, und zwar in der Weise, dass wir gesund und glücklich sind. Eine Wirklichkeit ist aber nur eine Wirklichkeit, wenn wir Entscheidungen treffen, um zu einer konkreten Erfahrung zu kommen, die uns und unsere Umwelt erfüllt. Als Wassertropfen brauchen wir uns zwischen männlich und weiblich noch nicht zu entscheiden, und es gibt natürlich auch androgyne Formen. Aber auch für sie gilt das Ying-Yang-Prinzip. Alles, was sich konkretisieren möchte, muss sich den Gesetzen von Raum und Zeit unterwerfen oder besser gesagt: sie sich zu eigen machen. Die materielle Welt ist eine polare Welt, in der es nur ein Hoch gibt, wenn auch ein Tief da ist, oder ein Hell, wenn es auch ein Dunkel gibt, eine männliche Form nur mit einer weiblichen und so weiter. Die Konkretisierung in Raum und Zeit zwingt uns also dazu, sehr präzise in unserer Schöpfung zu sein. Das spüren wir am deutlichsten in unserem körperlichen Zustand.

Anhand Ihres Leides und Ihrer Schmerzen wissen Sie eindeutig, dass die Schöpfung Ihres derzeitigen Zustandes nicht sehr harmonisch zustande gekommen sein kann. Denn Harmonie bereitet keine Schmerzen und entwickelt sich mühelos. Harmonie macht keine Probleme.

Sie haben nun aufgeschrieben, welche Szene aus einer früheren Zeit für die heutige Disharmonie verantwortlich ist: Sie kennen jetzt diesen unguten Schöpfungsmoment, oder ist er Ihnen noch nicht bewusst? Nichts kommt? Nichts fällt Ihnen ein? Sie haben das Gefühl, vor einer Mauer zu stehen, und wissen nicht weiter? Auch das ist eine Szene, mit der Sie arbeiten können, wenn sonst nichts auftaucht. Manche sehen nicht mal die Mauer, sondern nur schwarz. Auch das ist ein Bild, mit dem Sie anfangen können, nach Ihrem Schmerzbild zu suchen.

Wollen Sie wirklich gesund werden?

Den hier beschriebenen Prozess kann jeder für sich durchlaufen, der den ehrlichen Wunsch hat, sich zu heilen. Und wenn er sich nicht heilen will, kann er eben aufschreiben, welche Vorteile ihm seine Krankheit oder sein Problem bietet. In der Realität, so sagten wir ja, gibt es kein Hoch ohne Tief, kein Ying ohne Yang – so gibt es auch kein Problem und keine Krankheit ohne Vorteile.

Wenn man zu dem Schluss kommt, dass die Vorteile so wichtig sind, dass man sie nicht aufgeben möchte, dann hat es keinen Sinn, über Selbstheilung oder Heilung überhaupt nur nachzudenken. Dann fertigt man eine Liste an, in der man alle Vorteile seines Krankseins notiert. Und dafür gibt es erstaunlich viele.

Mögliche Vorteile des Krankseins

- Ich brauche nicht zur Arbeit zu gehen.
- Jemand (wer?) versorgt mich.
- Man behandelt mich zuvorkommend.
- Ich habe immer eine Geschichte zu erzählen.
- Ich werde bemitleidet.
- Ich gehe zum Arzt. Der Einzige, der sich noch für meinen Körper interessiert. Der sagt zu mir sogar: „Machen Sie sich frei." Das sagte keiner mehr zu mir, als ich noch gesund war.
- Die Leute gehen vorsichtig mit mir um.
- Ich erhalte eine Frührente.
- Ich bin privilegiert, für mich gibt es extra Parkplätze, und ich darf im Konzert in die erste Reihe.
- Ich habe eine überzeugend klingende Entschuldigung, um keine umfassende Verantwortung für mein Leben übernehmen zu müssen.
- Und so weiter ...

Was hätten Sie von der Heilung?

1. Listen Sie einmal auf, was Sie von Ihrer Krankheit haben.
2. Schreiben Sie dann in einer zweiten Spalte jeweils dazu, was wäre, wenn Sie gesund wären. Vielleicht schreiben Sie gleich: „Unmöglich, dann muss ich ja wieder zur Arbeit!" Oder: „Dann kümmert sich niemand mehr um mich." Eine schreckliche Vorstellung? Dafür möchte keiner gesund werden. Das lohnt sich nicht. Eine verzwickte Lage. Und Sie machen sie sich hiermit bewusst und erleben sie innerlich ganz klar.

3. Eine dritte Spalte könnte Ihnen zeigen, womit Sie die Vorteile Ihrer Krankheit ersetzen könnten, wenn Sie wieder völlig gesund sind. Solange Sie davon keine überzeugenden Vorstellungen entwickelt haben, tun Sie sich schwer, die Motivation für Ihre Heilung aufzubringen.

ES MUSS SICH LOHNEN

Ist keine starke Motivation für die Gesundung da, dann wird das auch nichts mit dem Heilwunsch. Sogar im positiven Sinne: Wenn Sie sich vorstellen, Sie können dann, wenn Sie wieder gesund sind, wenn Sie im reellen oder übertragenen Sinne aus dem Rollstuhl heraus sind, wieder wandern, tanzen, Sport treiben, dann denken Sie an Dinge, die Sie bereits früher, vor Ihrem Unfall konnten und sehr gern gemacht haben. Eine solche Motivation reicht meiner Meinung nach nicht aus, um gesund zu werden. Warum?

Es kann doch nicht angehen, dass Sie einfach nur all die Dinge, die Sie vor Ihrem Unfall oder Ihrer Krankheit getan haben, nach der Heilung wieder tun. Das würde ja bedeuten, dass Sie die Krankheit oder den Unfall umsonst gehabt hätten. So arbeitet die Seele nicht, in keinem Fall. Es gibt keine einzige Krankheit und keinen einzigen Unfall, egal ob Sie „schuldig" oder „unschuldig" daran waren, den Sie sozusagen aus Versehen und ohne zumindest potenziellen Nutzen erlitten hätten. Wer das glaubt, glaubt auch an Zufall. Daran, dass das Leben eine Lotterie ist, bei der man Pech und Glück haben kann. Und wie sich Glück und Pech verteilen, ist wiederum Glückssache. Man hat also keine Ahnung, weshalb man dies und jenes zu erleiden hat.

Na ja, sagen da jetzt sicher einige, natürlich gibt es schlechte Erfahrungen im Leben, aber ob diese die Verursacher eines

Unfalls oder einer Krebserkrankung sind, die quasi aus heiterem Himmel kamen? Das vermag man nicht zu glauben oder gar anzunehmen! Denn das hieße ja in letzter Konsequenz: Man selbst ist schuld an seinem Schicksal. Ein solcher Gedanke ist schon eine Gemeinheit an sich, oder? Da leidet man, und dann soll man auch noch denken, man hat sich das selbst eingebrockt. Nein danke! So etwas wird als boshafte Unterstellung zurückgewiesen und damit auch das gesamte Selbstheilungskonzept.

Alles richtig und verständlich! Nur wer sagt denn, dass Sie selbst schuld an Ihrer Krankheit sind? Geht es denn um Schuld? Es ist nicht von der Hand zu weisen, dass die Umstände, die Sie im Schmerzbild gefunden haben, so waren, dass Sie das Leid ohnmächtig ertragen mussten, weil Sie entweder noch so klein waren oder die Umstände nicht zuließen, dass Sie anders handeln konnten, als Sie gehandelt haben. Das gilt sogar, wenn Sie der Täter waren und das Leid und die Prügel selbst ausgeteilt haben. Auch dafür gab es einen Grund, einen Befehl oder ein Erziehungskonzept, das Sie befolgt haben. Also hat es überhaupt keinen Zweck, über Schuld oder Nicht-Schuld bei Opfer oder Täter nachzudenken. Sie bleiben beim Seelenschreiben® und schreiben das auf, was passiert ist, rein faktisch, wie einen Polizeibericht.

EIN BEISPIEL

Ich hatte einen Seminarteilnehmer, der ganz blass wurde, als eine Teilnehmerin die Ursache ihrer Leukämie in ihrem vorherigen Leben fand und beschreiben konnte, wie ihr in Auschwitz das Leben genommen wurde. Weil er so heftig reagierte, fragte ich ihn, ob er damit etwas zu tun habe? Er nickte und sagte nach einer Weile: „... aber auf der anderen

Seite." Ich gab ihm den Rat, die Erfahrungen, die dazukommen, mit der Seelenschreib-Methode vollkommen in sein Bewusstsein zu lassen, um auch sein Projekt lösen zu können. Er kam am nächsten Tag mit fünf Seiten eines minutiösen Berichtes über seine Tätigkeit als angesehener SS-Oberarzt im Konzentrationslager. Seine Aufgabe war es, ein Diphtheriemedikament für die arischen Kinder zu entwickeln. Dafür machte er Versuche an den ins KZ gebrachten jüdischen Kindern. Er behandelte sie, wie heute angesehene Wissenschaftler Tierversuche ausführen: ohne jegliches Mitgefühl. Er, mein Seminarteilnehmer, schlachtete die jüdischen Kinder genauso für seine Forschungen ab, wie es immer häufiger heute mit Tieren geschieht. Sie werden bis zum Exzess bei lebendigem Leib gefoltert, damit etwas „Fortschrittliches" für uns erreicht wird: neue Kosmetik, neue Medikamente oder neue Abwehrwaffen. Bei vielen unserer Väter und Großväter galten die jüdischen Kinder (und natürlich auch die jüdischen Erwachsenen) genauso als minderwertige Wesen wie für einen großen Teil unserer heutigen Väter, Brüder und Kollegen die Tiere, die sie ganz legal und gesellschaftlich akzeptiert für ihre Versuche hernehmen.

Nachdem ihm sein Vorleben unbezweifelbar bewusst geworden war, verstand der Seminarteilnehmer auch, weshalb seine kleine Tochter, als sie anfing zu sprechen, ihn nicht „Papa" nannte, sondern „Schlächter". Er hielt das für einen Sprachfehler. Jetzt, wo ihm die Kontinuität seiner Leben bewusst wurde, erkannte er in seiner Tochter eines der jüdischen Kinder, die er im Namen der „Wissenschaft" geschlachtet hatte. Dieses Mädchen hat bei ihm als seine Tochter inkarniert, damit er wiedergutmachen kann, was er in seinem letzten Leben getan hatte. So weit kann Liebe gehen. Das Mitgefühl des kleinen jüdischen Mädchens für ihren Mörder muss so groß gewesen sein, dass sie sich vorgenommen hat: Den will ich als seine zukünftige Tochter mit meiner Liebe aus seinem Wahn befreien. Ist das nicht wunderbar?

KRANKHEIT ALS ENTWICKLUNGSMOTOR

Jeder Mensch möchte sich entwickeln, und unsere Krankheiten und andere große Probleme haben wir nur, um den Weg für diese Entwicklung zu finden. Jedes Wesen möchte, dass seine Entwicklung auf den Gipfel des Glücks führt, nur sind wir oft unsicher, ob wir auf dem richtigen Weg sind. Um aus eigener Kraft die erwünschte Orientierung zu finden, bekommen wir immer mal wieder Krankheiten und Probleme. Sie sind unsere untrüglichen Wegweiser. Hätten wir diese Wegweiser nicht, wir würden uns nicht entwickeln. Warum auch? Es wäre doch nicht nötig. Wir blieben auf dem Sofa liegen und ließen den lieben Gott einen netten Mann sein.

Die Seele zeigt uns aber in unmissverständlicher, oft sogar schmerzender Sprache, dass bei uns ein Entwicklungsschritt überfällig ist, wenn wir unseren Weg auf den Gipfel des Glücks fortsetzen wollen. Dafür werden wir krank oder laufen gegen eine Wand. Sinnvollerweise sagen wir dann nicht: „Verfluchte Krankheit!" und hauen ihr mit irgendeiner Tablette auf den Kopf, auf dass sie verschwinden soll. Sondern im Gegenteil: „Hallo, liebe Krankheit, wofür hat dich meine Seele mir geschickt? Welche Botschaft hast du für mich?" Das ist der richtige Umgang mit Problemen.

Oft weiß man es ja auch sofort, wenn die Krankheit ausbricht. Aber manchmal steht man wie der Ochs vorm Berg und weiß damit partout nichts anzufangen. Die Symptome kommen wie aus heiterem Himmel und sind plötzlich da. Es ist absolut menschlich, in diesem Moment auf die körperliche, rationale Ebene zu schauen und sich die Anlässe seiner Krankheit und Schmerzen vorzubeten: „Da habe ich mich angesteckt. Da habe ich zu schwer gehoben. Das ist was Altes, was jetzt wieder ausgebrochen ist" und so weiter und so fort.

Alles richtig, doch es führt nicht zu der Entwicklung, die unsere Seele von uns einfordert. Also muss es meist noch dicker kommen. Man hält viel aus und lebt auch ohne Heilung weiter. Sich selbst aber als ein geistig-seelisches Wesen zu sehen, dem der Körper absolut nachgeordnet ist, dazu will man sich nicht durchringen, weil man glaubt, die Botschaft des Symptoms doch nicht finden zu können, oder Angst hat, es könnte irgendeine unangenehme Geschichte herauskommen, für die man sich sogar als Opfer schämt und schuldig fühlt. Also bekämpft man das Symptom, wenn man aus ihm schon nichts lernen kann. Allenfalls das, was man sowieso schon weiß, nämlich, dass man sich nicht anstecken lassen, nicht zu schwer heben und sich wärmer anziehen soll.

Ist das der Weg, um auf den Gipfel des Glücks zu kommen? Kaum! Es ist der Weg der kleinen Kompromisse, die zwar auch zählen, aber nicht wirklich glücklich machen. Also, was tun? Wir gehen zurück zur Philosophie des Mental Healing®. Akzeptieren wir, dass wir ein geistig-seelisches Wesen mit einem Körper sind, dann können wir die Entwicklung weiter voranbringen. Wir akzeptieren diese Philosophie aber nicht, weil sie „wahr" ist – wer sollte sagen, was absolut wahr ist? –, sondern weil sie ein hilfreiches Modell ist wie alle Philosophien und Lebenserklärungen. Wir akzeptieren dieses philosophische Modell, so wie wir auch andere Modelle akzeptieren, beispielsweise das Atommodell. Aus dem einfachen Grund, weil es uns nützt, so wie das Atommodell dem Chemiker nützt, wenn er neue Stoffe erfinden will. Wir probieren aus, wie wir uns mit dem Mental-Healing®-Menschenbild heilen und unsere Entwicklung vorantreiben können. Diese pragmatische Begründung ist dem Leben näher als die, eine Wahrheit gegen die andere Wahrheit auszuspielen. Und in diesem Sinne gehen wir nun in der Praxis weiter.

Die Nacht arbeitet mit

Wo stehen Sie im Seelenschreiben®? Sie haben sich das Schmerzbild bewusst gemacht, also noch mal erlebt, dass in ihm beispielhaft die Ursache Ihres heutigen Leides liegt. Sie suchen weiter nach Beschreibungen, Analogien, Übertreibungen, um diese Situation ganz zu erfassen. Sie schreiben alles auf, was in Ihnen hochkommt, wenn Sie Ihre Seele nach den Gründen für Ihren Schmerz fragen. Besonders geeignet ist für den gesamten Prozess die Nacht, wenn der Zustand des Geistes direkt nach dem Aufwachen träge und stärker nach innen orientiert ist, wenn Sie sich in einer Art Dämmerzustand befinden.

Mit der Frage einschlafen

1. Am besten legen Sie für Ihre Heilarbeit den Block mit Ihren Fragen und das Schreibgerät mit ins Bett. Bereiten Sie abends alles vor, damit Sie in dem Moment, in dem Sie aufwachen, sofort aufschreiben können, was hochkommt oder was Ihnen die Seele in den Mund legt, oder auch, was Sie geträumt haben. Wenn Sie in der Nacht oder sehr früh aufwachen, lesen Sie sich Ihre Frage oder das, was da schon steht, laut vor. Damit steigen Sie ein – und arbeiten weiter am Text.

2. Alles muss vorher gut bedacht sein. Die Lampe sollte so stehen, dass Sie sie ohne aufzustehen einschalten können. Das Licht sollte so bemessen sein, dass Sie keinen Schreck bekommen, wenn Sie es anmachen. Stift, sogar Ersatzstift, Brille wenn nötig, ausreichend Papier oder auch der Computer sollten da sein. Zudem ein zweites Kissen, um besser im Sitzen schreiben zu können. Geübte schlafen mit dem zweiten Kissen bei Licht ein und haben dabei den Block schon auf der Bettdecke, denn sie wissen aus Erfahrung, wie groß ihr innerer Schweinehund ist, der immer nach einer Möglichkeit sucht, diesen Seelenschreib-Prozess hinauszuschieben. Disziplin ist natürlich erforderlich.

GUT VORBEREITET

Natürlich sollten Sie für einen solchen Prozess allein im Zimmer sein und die Tür geschlossen halten. Denn es wäre das Falscheste, wenn Sie sich wegen einer anderen Person plötzlich zurücknehmen müssten, nicht nur wegen des Lichts in der Nacht, sondern beispielsweise auch, wenn Sie laut losheulen müssten oder einen Wutanfall herauslassen wollten.

Die Rücksichtnahme auf eine andere Person ist uns so selbstverständlich, dass wir gar nicht merken, wie sehr wir uns damit zensieren und beherrschen. Sogar Menschen, die allein in der Wohnung sind, hemmen sich mit dem Gedanken, das Fenster könnte gekippt sein und irgendjemand auf der Straße oder gar der Nachbar könnte ihr Schluchzen oder einen Schrei mitbekommen. Dieser Gedanke allein trägt schon zur Unterdrückung der Emotion bei. Man sollte sich deshalb gut auf das Seelenschreiben® vorbereiten und alle erdenklichen Vorkehrungen treffen, um sich vollkommen frei zu fühlen. Ist man in einem Hotel oder sonst wo, wo man die Lage nicht richtig einschätzen kann, dann hilft immer noch ein Kissen, das man sich aufs Gesicht presst, wenn man etwas loswerden will. Wir wollen natürlich nicht, dass sich irgendjemand Sorgen um uns macht. Solche Helfer sind das Letzte, was wir jetzt brauchen. Wir können uns hundertprozentig darauf verlassen, dass unsere Seele immer nur so viel freigibt, wie wir auch verarbeiten können. Die Seele liebt uns über alles und regelt unser Bewusstsein immer so, dass wir weiterkommen, wenn wir weiterkommen wollen.

Es ist natürlich hilfreich, wenn ein Badezimmer beziehungsweise eine Toilette in erreichbarer Nähe ist, die uns zur freien Verfügung steht. Denn dieser Prozess hat nicht selten schon dazu geführt, dass der ganze „Scheiß" auf einmal rauswill. Schmerzen, Bauchweh und weiß der Himmel was – alles kann passieren, wenn man frei werden will für eine weitere positive Entwicklung. Man kommt einfach nicht drumherum, sich für diesen Heilprozess das Schmerzbild bewusst zu machen, welches es zu heilen gilt, weil man sonst immer nur an der Oberfläche bleibt und die Ursache nie wirklich erreicht. Die Bereitschaft für diesen Prozess ist wesentlich.

Jede noch so schwache oder auch stärkere emotionale Reaktion auf das, was man da aufschreibt, ist ein Beweis dafür, dass man an der richtigen Stelle ist. Kein Mensch kann eine solche Betroffenheit spielen oder sich den Grund dafür einbilden. Selbst wenn die Ratio sagt: „Du kannst das ja gar nicht wissen, du warst doch da noch viel zu klein; vielleicht stimmt es gar nicht, was du da siehst oder auch nur ahnst." Ihre körperlich-seelische Betroffenheit zeigt Ihnen an, ob Sie richtig liegen. Und die Ratio hat jetzt einfach mal Pause. Wir arbeiten hier mit der anderen Gehirnhälfte, und da zählt nur die subjektive Wahrheit. Was „objektiv" los war, spielt absolut keine Rolle. Kein Mensch erkrankt an objektiven Umständen, denn der eine hält sie aus, der andere verzweifelt an ihnen.

STOPPEN SIE DIE SKEPSIS

Was Kritiker, Theoretiker oder so mancher Therapeut zu einem Ereignis sagen würden, das uns intuitiv in den Sinn kommt, halten wir von uns fern. Wir machen diesen Prozess für uns selbst. Was wir aufschreiben, zählt und geht nur uns selbst an. Oder allenfalls jemanden, dem wir unser volles Vertrauen schenken können, der die Methode kennt und versteht und sie schon an sich erfolgreich erfahren hat.

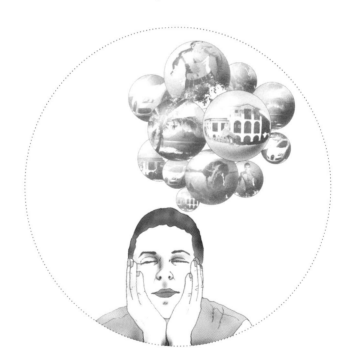

Sind Träume Schäume – oder Botschaften der Seele?

Gesunde Verschwiegenheit

Reden Sie mit niemandem über Ihr Heilprojekt, der Ihnen
Skepsis entgegenbringt. Skepsis ist das stärkste Mittel,
um den Heilprozess zu stören. Selbst wenn die Skepsis aus
dem eigenen Gehirn kommt, sagen Sie im strengen Ton
zu ihr: „Pause!"

Früher, als kleines Kind, hörten Sie wahrscheinlich oft, wenn
Sie Hausaufgaben machen sollten: „Hör auf zu träumen,
mach jetzt deine Aufgaben!" So wie man Ihnen das Träumen
abgewöhnt hat, so weisen Sie jetzt Skepsis und Zweifel in
ihre Schranken. Sie sind bei diesem Prozess nicht gefragt, sie
haben andere (wichtige) Aufgaben.

KONSEQUENZ, AUCH WENN ES SCHMERZT

Wie weit sind wir bislang gegangen? Sie bleiben konsequent
und strikt in der einen Szene, die mit dem Schmerz in Ihr
Bewusstsein kam. Sie schreiben sie so genau wie möglich in
der Erlebnisform auf, damit Sie über das Lesen immer wieder den Weg in sie hineinfinden und nicht auf eine Metaebene ausweichen. Die Metaebene gehört der Ratio an, aus
der Zweifel und Skepsis kommen. Auf deren Ebene erklären
Sie sich die Szene. Erklärungen ergeben aber keinen Film. Sie
müssen sich beispielsweise nicht erklären, dass Ihr Vater jäh-
zornig oder Alkoholiker war. Beschreiben Sie die Szene.
Eine solche Szenenbeschreibung wie im Beispiel im folgenden Kasten wirkt. Und zwar völlig anders, als wenn die Klientin nur die Metaebene notiert hätte: „Ich musste früher alles
essen, was auf den Tisch kam. Einmal musste ich sogar mein
Erbrochenes wieder essen." Das ist ein rationaler Metatext,
und dazu in der Vergangenheitsform, also weit weg vom Jetzt.

Auf einer solchen Metaebene können Sie sich nicht heilen. Nur, was im Jetzt passiert, kann auch im Jetzt verändert werden. Für die Ratio ist die Vergangenheit unveränderbar. Auf ihrer Ebene kommt die Veränderung der Vergangenheit einer Lüge gleich oder einer lächerlichen Illusion. Rational gesehen lässt sich die Ursache einer bereits stattgefundenen Wirkung nicht mehr wandeln. Der Mensch besitzt aber zwei Denkweisen, zwei Gehirnhälften: eine für die Ratio, die andere für die Intuition, die völlig anderen Regeln folgt. Auf dieser Ebene kann die Vergangenheit verändert werden, und damit auch die heutige Gegenwart. Genau damit geht es beim Mental Healing® jetzt weiter.

Ein Beispiel

Vater sitzt oben am Esstisch und schreit mich an: „Was auf den Tisch kommt, wird gegessen, verstehst du?! Du bleibst hier so lange sitzen, bis der Teller leer ist. Du wirst das schon noch lernen."
Langsam stopfe ich mir das von meiner Mutter klein geschnittene Fleisch hinein, mit dem ganzen Ekel, der mich fast zum Würgen bringt.
Alle haben schon den Esstisch verlassen, an dem ich noch immer sitze. Plötzlich kommt es mir hoch, ich muss brechen und kotze direkt auf den Teller. Mein Vater kommt zurück: „Na warte, dir werd ich's zeigen." Er packt mich an den Haaren, biegt mir den Kopf zurück und füttert mir die Kotze in den Mund. Er schreit mich dabei an: „Du isst, was auf den Tisch kommt!"

Das Geschehene wandeln

Wenn wir erkennen, dass die Auswirkung einer Ursache Krankheit, Schmerz und große Probleme sind, dann ist es das Klügste, die Ursache zu ändern. Eine neue Ursache erzeugt eine neue Wirkung. Das allerdings ist eine Möglichkeit, die mit der linken Gehirnhälfte nicht zu machen ist, schließlich müssen wir etwas ändern, was bereits geschehen ist. Also benutzen wir unsere rechte Gehirnhälfte, mit der wir intuitiv vorgehen können. Da es in der Intuition keine Begrenzung durch Zeit und Raum gibt, passiert alles im Jetzt. In unserer Gesellschaft wird die Intuition nicht geschult, daher wiederhole ich die Unterscheidung immer wieder, denn sie ist so ungewohnt, dass sie während des Mental-Healing®-Prozesses immer wieder vergessen wird.

Das Umschreiben

Nachdem Sie mittlerweile genau, ausführlich und detailliert aufgeschrieben haben, welche der früheren Szenen die Ursache für Ihr heutiges Leiden ist, kommen Sie jetzt zum nächsten Schritt: Das ist das Umschreiben. Zunächst ganz praktisch, ich werde es Ihnen anschließend noch genauer erklären.

Das Gewesene umschreiben

1. Fragen Sie sich angesichts des Schmerzbildes: Was bräuchte ich, damit es mir gut geht? Wie oder durch was würde mein Peiniger Menschlichkeit lernen? Wie komme

> ich in meiner Szene zu der Liebe, nach der ich mich schon immer (und auch damals) sehne? Was muss dafür geschehen?
>
> **2.** Sie sind der Regisseur und wollen Heilung, das volle Glück. Machen Sie absolut keine Kompromisse. Es muss das geschehen, was Ihnen hilft, was immer das auch ist. Treiben Sie die Szene so weit, bis alle wichtigen Personen in Ihrem Beziehungsgeflecht mit Ihnen harmonisiert sind. Sie haben alle denkbaren Möglichkeiten. Was muss passieren? Durchleben Sie es und schreiben Sie es dabei auf.

Es geht im Leben um die Lernaufgabe, also darum, dass wir bessere Menschen werden. Manche lernen nur, wenn sie dazu gezwungen werden. Andere lassen sich berühren. Im Prozess schreiben Sie nun also auf, was sich ereignet, damit der Wandel bei Ihren Bezugspersonen einsetzt. Wie zwingen Sie sie dazu? Oder wie gewinnen Sie ihr Einsehen? Alles, was Sie für nötig halten, darf und soll jetzt passieren.

Das Papier, auf dem Ihr Innerstes dann so echt und authentisch wie möglich beschrieben steht, gehört allein Ihnen und sonst niemandem. Sie brauchen sich also nicht bremsen oder einschüchtern zu lassen, weil jemand Ihre Zeilen lesen könnte. Nein, jetzt dürfen Sie alles, was Sie sich vorher nie getraut hätten. Die Versöhnung kommt erst am Schluss. Vorher muss abgerechnet werden, Gerechtigkeit muss Ihnen widerfahren. Sie tun sich keinen Gefallen, wenn Sie Ihre Peiniger schonen oder Verständnis für ihr Verhalten zeigen, aber in Ihnen der Schmerz stecken bleibt. Damit unterdrücken Sie nur Ihre Gefühle und bleiben krank. Wagen Sie alles, es geht um Ihre Heilung!

Hilfe erbitten

Wenn Sie sich ohnmächtig und hilflos fühlen, holen Sie sich
jemanden in die Szene, der Ihnen zur Seite steht. Jemand, der
in Ihren Augen Macht hat und Ihrem Peiniger Respekt einflößt.
Oder es ist ein Wesen, das Ihnen die Kraft verleiht, mit der Sie
sich jetzt befreien. Alles ist erlaubt. Sie machen das, was Sie
befreit – allerdings ohne Taten oder Worte, deren Folgen Ihnen
erneut Unglück bescheren würden. Meine Klienten haben
dafür schon die fantastischsten Lösungen gefunden, vom Opa
bis zum Erzengel Gabriel, von Jesus, den Gebrüdern Klitschko,
einem Krafttier bis zu der einfachen Idee, im Schmerzbild die
Große der Kleinen zur Seite zu stellen. Stellen Sie sich mit
Ihrem heutigen Bewusstsein der Kleinen zur Verfügung, die Sie
in Ihrer Szene sind, und stellen Sie sich als die Große hinter sie.
So beschützen Sie die Kleine.

DIE MACHT DER GEGENWART

Was wir mit dem Umschreiben tun, ist ein Verändern der
Vergangenheit und damit auch ihrer Auswirkungen auf das
Heutige. Das funktioniert, weil ein Schöpfungsakt immer im
Jetzt geschieht, nirgendwo sonst. Mit der Ratio wird die Ver-
gangenheit allerdings niemals zum Jetzt. Folglich lässt sie
sich mit der Ratio nicht wandeln. Ein Schöpfungsakt in der
Vergangenheit ist mit der Ratio ganz unmöglich. Wer das
versucht, belügt sich selbst. Es ist Selbstbetrug, wenn man
sich die Vergangenheit „schönredet". Für die Ratio ist deshalb
Mental Healing® pure Spinnerei.

Aber auch die größten Rationalisten können nicht leugnen,
dass der Mensch zwei Gehirnhälften hat, auch wenn sie nicht

genau wissen, wofür der intuitive Bereich da ist. Für Rationalisten geht es um die Herrschaft der Vernunft, und für die ist Intuition eine schwammige, unsaubere Sache. Dass Mental Healing® der Intuition den höchsten Platz in unserer Geisteswelt einräumt, erscheint ihnen eher unheimlich und sogar gefährlich. So unheimlich und gefährlich wie vielen noch vor wenigen Jahrzehnten die Rock-'n'-Roll-Musik vorkam. Arbeit mit der Intuition ist für Rationalisten so randständig wie Musik überhaupt. Interessanterweise kann man an der Musik nachvollziehen, dass auch ihre Wirksamkeit nur im Jetzt erfahrbar ist, unabhängig davon, wann sie einmal in der Vergangenheit entstanden ist. Der Unterschied von innerem und

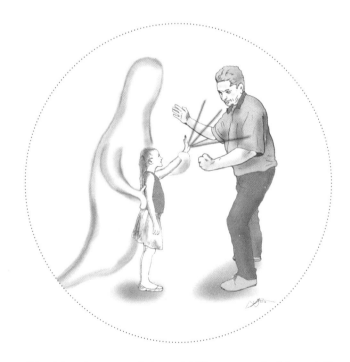

Wer sich wehren muss, bekommt Hilfe, wenn er sie sich vorstellt.

äußerem Hören oder innerem und äußerem Sehen ist unbedeutend, wichtig ist, dass beides im Jetzt stattfinden muss, um zu wirken. Genauso verhält es sich beim Mental Healing®: Sie erleben eine Szene jetzt, sowohl die krank wie nun auch die gesund machende.

KONKRET MUSS AUCH DAS NEUE BILD SEIN

Um diese Möglichkeit unseres Gehirns zu nutzen, müssen wir zunächst genau wissen, was wir ändern möchten. Deshalb sind zunächst das Projekt und das dazugehörige Schmerzbild so entscheidend. Ich weiß, dass viele sich das sparen wollen, denn es macht keinen Spaß, um bei unserem letzten Beispiel zu bleiben, noch einmal die Kotze in den Mund gestopft zu bekommen. Es wäre bequemer, es einfach nur als Thema zu benennen und dazu zu sagen: „Es war furchtbar." Selbst wenn man sich am Riemen reißt und sagt: „Es ist furchtbar", muss man – nun gewissermaßen als Staatsanwalt – wissen, was genau vorgefallen ist. Bevor man einen Täter überführt und ihn eines Verbrechens beschuldigt, muss man genau wissen, worunter das Opfer gelitten hat.

Auch wenn es umgekehrt wäre und Sie sich als Vater von Ihrem Verbrechen befreien wollen, müssen Sie exakt im Präsens aufschreiben, was Sie mit Ihrer Tochter getan haben. Wenn Sie sich dabei auf die Metaebene flüchten und die Szene nur so beschreiben: „Ich habe sie die Kotze essen lassen", dann mogeln Sie sich um die Gewalt herum, die Sie dafür eingesetzt haben.

Soll Heilung stattfinden, muss exakt beschrieben werden, worin die Verletzung oder Kränkung bestand. Niemand erkrankt an einer Abstraktion oder an allgemeinen Zuständen. Nur das konkrete Erlebnis, so wie man es erfährt und/oder ausführt, ist Ursache einer Wirkung. Ohne Offenheit, Wahrhaftigkeit und Ehrlichkeit bleibt die Ursache diffus und entsprechend auch die Heilung.

Die Heilung am Beispiel der bulimischen Frau

Wenn wir bei dem Fall der Essstörung bleiben, wie kann die Heilung hier geschehen? Beantworten kann diese Frage nur die Tochter selbst. Sie geht dafür so weit in das Schmerzbild hinein, bis sie spürt, jetzt ist der Höhepunkt des Unerträglichen überschritten. Der erste Transformationspunkt könnte da liegen, wo der Vater schreit: „Du bleibst hier so lange sitzen, bis der Teller leer ist." Für die Tochter könnte er aber

Selbstheilung heilt das Umfeld mit

Wird nicht umgeschrieben, bleibt das Verbrechen, das an dem kleinen Mädchen verübt worden ist, bestehen. Damit aber kann niemand wirklich gesund werden. Das Verbrechen muss aus der Welt, aus dem Universum geschafft werden. Manche Schamanen sprechen davon, dass sich unaufgelöster Hass im Universum als Schwarze Löcher manifestiert. Diese gilt es aufzulösen, indem man Licht hineinbringt. Licht in etwas bringen heißt, es sich bewusst zu machen. Alles, jedes Detail, das man im Dunklen lässt, treibt weiter sein Unwesen. Schmerzen können nur aus dem Dunkeln heraus wirken. Ein Schmerz, der ans Licht gezerrt wird, löst sich auf. Insofern heilt man sich mit Mental Healing® nicht nur selbst, sondern auch noch gleich das Universum mit. Auch der Dalai Lama sagt, dass derjenige, der etwas für sein eigenes Glück tut, es auch für das Universum tut.

auch erst da liegen, wo sie gekotzt hat und der Vater zurück ins Zimmer kommt. Sie muss sich fragen, an welchem Punkt der Same zu ihrer Bulimie gelegt beziehungsweise wann für ihre heutige Krankheit die Ursache gesetzt wurde. Dann sagt sie vielleicht: „In dem Moment, in dem ich mit Gewalt dazu gezwungen wurde, mein Gekotztes wieder zu essen, und das aus der Hand meines geliebten und einzigen Vaters."

Dieses Erlebnis verdrängte sie selbstverständlich so schnell und so gründlich wie nur möglich, denn schließlich ist dieser Vater ihr Leben lang ihr Vater, auch wenn sich die Frau vollständig von ihm abgewendet hat. Diese Verletzung und vor allem diese Entwürdigung bleiben ein Leben lang im Unterbewusstsein bestehen. Und selbst dann, wenn ihr dieses Ereignis mit psychologischen Methoden wieder ins Bewusstsein gebracht worden wäre, wäre es deshalb noch lange nicht geheilt. Erst wenn sie sich eine neue Wirklichkeit geschaffen hat, hat sie die Ursache ihrer Krankheit aufgelöst und zugleich eine Ursache für Gesundheit geschaffen.

DAS NEUE BILD

Die Klientin ist bereit, sich jetzt zu heilen. Sie lässt das Schmerzbild sich wie in Zeitlupe so weit entwickeln, bis der Vater ihr den ersten Löffel mit ihrem Erbrochenen in den Mund hineinpresst. Wie dieses Verbrechen weiterging, steht bereits auf dem Papier. Die Schmerzszene endet dort erst, wenn die Tochter ihre gesamte Kotze gegessen hat. Für das Umschreiben der Wirklichkeit nimmt sie sich aber genau den Moment heraus, wo ihr vom Vater der erste Löffel in den Mund geschoben wird.

Sie wagt nun für die neue Wirklichkeit, den gesamten Inhalt über den Tisch zu blasen. Dafür bekommt sie vom Vater einen

Schlag auf den Kopf, aber sie reißt sich los, auch wenn dem Papa eine Handvoll Haare in der Hand zurückbleiben. Kreischend rutscht sie unter dem Tisch durch, rennt aus dem Zimmer, weiter aus der Wohnungstür ins Treppenhaus und schreit dort so laut sie kann, bis die Türen der Nachbarn aufgehen und sie in der ersten Tür verschwinden kann, die sie hinter sich zuschlägt. Sie bettelt die Bewohner um Schutz an. Dann hört sie, wie ihr Vater im Treppenhaus herumbrüllt, schließlich bei diesen Nachbarn Sturm klingelt und schreit: „Geben Sie sofort meine Tochter heraus, sonst trete ich Ihnen die Tür ein." Andere Nachbarn schauen wegen des Geschreis ebenfalls ins Treppenhaus. Da öffnet die Schutzpatronin der kleinen Tochter die Tür mit verriegelter Kette und ruft hinaus. „Ihre Tochter bleibt bei uns, bis die Polizei kommt. Sie sind ein Unmensch!" Weiter schreibt die Klientin auf, wie sie bei der Nachbarin am Küchentisch sitzt und am ganzen Körper zittert. Sie schreibt auch: „Meine Mutter lässt sich nicht blicken ..."

Diese Umschreibung setzt die Klientin in der ersten Person, im Präsens und wörtlicher Rede so lange fort – und wenn noch fünf Seiten nötig sind –, bis die neue Wirklichkeit an den Punkt kommt, an dem sich ihr Vater auf Knien mit laufenden Tränen bei ihr entschuldigt. Dem ging voraus, dass sich auch die Mama endlich behauptet, indem sie der Polizei noch mehr Gewalttätigkeiten vom Papa berichtet, weshalb dieser zunächst mal für eine Zeit in Untersuchungshaft einsitzen muss.

Jede Variante einer neuen Wirklichkeit ist erlaubt. Jeder, der sich heilen möchte, ist sein eigener Autor und Regisseur für seinen eigenen Heilfilm. Ein solch präzises Drehbuch ist oft nicht an einem Tag geschrieben, bis es wirkt. Am Schluss ist aber klar, für unser Beispiel gesprochen: Ein Mädchen, das sich so kraftvoll wehrt und ihre Würde und Achtung wieder vollkommen herstellt, bekommt keine Bulimie. Ich kenne noch ganz andere Geschichten, die Bulimie verursacht haben. Jede Geschichte ist einzigartig und muss auch so einzigartig von der betroffenen Person geheilt werden.

INITIIERTE SPONTANHEILUNG

Der neue Heilfilm kreiert in dem Moment, in dem er emotional erlebt wird, neue Synapsen, die an alle Zellen die entsprechenden neuen Botenstoffe senden. Dadurch ändert sich deren Verhalten schlagartig, und es erfolgt das, was ich eine initiierte Spontanheilung nenne. Alle Zellen, die bisher das bulimische Verhalten, das Krankheitsbild, produziert haben, taten dies aufgrund der bisher im Unterbewusstsein aktiv gebliebenen Informationen über erfahrene Gewalt und Entwürdigung durch den geliebten Vater.

Das umgeschriebene Schmerzbild wirkt auf die Synapsenbildung genauso, wie das real erfahrene Verbrechen es bis dato getan hat, weil das Gehirn zwischen Fakt und Fiktion nicht unterscheiden kann. Da wir aber in unserer materialistischen Epoche unter der Diktatur der Vernunft stehen, gilt die Ratio mehr als die Intuition. Dieses Denken hält das Mädchen in dem erlittenen Verbrechen gefangen, und es gibt keinen Weg, es rückwirkend aufzulösen. Selbst wenn sie ihrem Vater dieses Verbrechen verzeihen würde, es bliebe als die wahre Information in ihrem Unterbewusstsein – oder auch Wachbewusstsein – bestehen und dadurch ein wirksamer Fakt.

Wenn man sich aber primär als mentales Wesen identifiziert, hat man die Möglichkeit – wie es sich täglich in meiner Praxis beweist –, seine Wirklichkeit zu verändern. Nach der Umschreibung gibt es im Falle der zuvor essgestörten Frau kein schlechtes Gefühl zum Thema Vater und Essen mehr. Die mentale Befreiung hat stattgefunden, indem aus dem jähzornigen ein verständnisvoller, liebender Papa gemacht worden ist. Die Klientin hat das Erlebte umgeschrieben, indem sie ihre eigene und die Transformation des Vaters und weiterer beteiligter Bezugspersonen so glaubhaft und so fühlbar formuliert hat, dass es zu einem grandiosen Happy End im realen Leben führte:

Der Vater ist inzwischen selbst zum Vegetarier geworden. Die Tochter berichtet, dass sie wieder alles essen kann, wenn es sich ergibt, sogar Fleisch, denn sie achtet alle Wesen, nicht

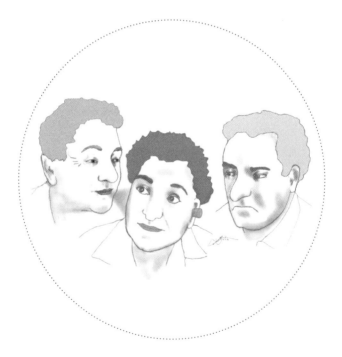

Wem leiht man sein Ohr? Das ist allein die eigene Verantwortung.

nur das Gemüse, das sich für sie hingibt. Wenn sie ein Tier, das für sie geschlachtet wurde, isst, schickt sie ihm ebenfalls ihren aufrichtigen Dank und ihre Liebe dafür, dass es sich für sie opfert. Wohler fühlt sie sich allerdings, wenn sie sich von Pflanzlichem ernährt, dabei hat sie die Vorstellung, dass es sich leichter für sie opfert.

Auf der mentalen Ebene sieht sie sich jetzt als das kleine Mädchen mit ihrer Familie am Tisch sitzen, und sie darf das essen, was ihr schmeckt, und zwar genauso viel oder wenig, wie es ihr behagt. Sie beten vor und nach dem Essen, was ihr Vater in seinem Resozialisierungskurs nach Absitzen seiner Strafe gelernt hat und was sie gern von ihm übernimmt. Sie schreibt:

Aus einem Schreiben der Geheilten

„Wir verstehen uns jetzt richtig gut, nicht nur auf dem Papier, sondern auch in der Realität. In der Realität musste mein Vater allerdings nicht in den Knast. Ich habe ihm auch bisher nichts von meiner mentalen Heilung erzählt. Aber nach vierzehn langen Jahren des Schweigens rief er mich nur vier Tage nach meiner Umschreibung aus einem lapidaren Grund an, so als hätten wir uns tags davor erst gesehen. Ich war dank meiner Umschreibung vollkommen gelöst und nicht mal wirklich verwundert, als er sich meldete. Selbst dass er nicht fragte, ob ich gesund sei, traf mich nicht. Ich antwortete ebenso lapidar und freundlich, wie er sich gab. Wir verabredeten uns, und seit wir uns getroffen haben und meine höchsten Erwartungen an Vaterliebe sich mit ein paar wunderbaren Umarmungen und lieben Worten erfüllt haben, ist Bulimie kein Thema mehr für mich. Ich bin vollständig geheilt."

Wirksam durch Synapsenbildung

Jeder, der Selbstheilung betreibt, kontrolliert am Symptom, wie wirksam sein neuer Heilfilm ist. Dafür hat man das Symptom beziehungsweise die Krankheit. Sie signalisiert exakt, wie vollkommen die neue Wirklichkeit wirkt. Wie aber kommt die körperliche Gesundheit auf eine solche Weise zustande? Jede Funktion im Körper läuft über das Gehirn. Keine einzige Zelle im Körper agiert selbstständig. Jede Zelle erhält vom Gehirn sogenannte Botenstoffe, die ihr Verhalten regulieren. Diese Botenstoffe produziert das Gehirn durch Synapsenbildung. Synapsen entstehen auf vielfältige Weise, auch durch biochemischen Input oder durch OPs, weil alle Veränderungen, egal wo sie am oder im Körper vorgenommen werden, vom Gehirn aufmerksam registriert werden, und jede Registrierung entspricht einer Synapsenbildung. Auf Deutsch heißt das: Verknüpfungen beziehungsweise Verschaltungen von Neuronen. Das menschliche Gehirn bietet 10 hoch 84 Verschaltungsmöglichkeiten. Das sind mehr Möglichkeiten, als das Universum Elementarteilchen aufweist. Eine absolut unvorstellbare Zahl. Deshalb ist jede Nuance eines Gefühls oder jeder anderweitige Input von unserem Gehirn in eine spezifische Zusammensetzung von Botenstoffen umsetzbar, so wie es kein Medikament der Welt könnte.

Darauf beruht auch der Erfolg von „Operationen ohne Messer", wie sie beispielsweise philippinische Heiler ausführen. Sie wissen, dass in unserem Bewusstsein zu einer richtigen OP Blut gehört und dass dabei etwas Krankhaftes entfernt wird. Beide Bedingungen werden von diesen Heilern bedient, aber ohne Narkose und irgendwelche Sterilisationsmaßnahmen. Ob es sich dabei um das Blut des Patienten oder um Hühnerblut handelt und ob das, was in den Mülleimer wandert, aus dem Körper des Kranken oder sonst woher stammt, spielt für die Wirksamkeit keine Rolle, solange dieses „Ritual" für eine „echte" OP gehalten wird. Die OP hat in unserem westlichen Gesundheitsglauben den höchsten Stellenwert, nach dem Motto: Wenn nichts mehr hilft, dann bleibt nur noch die OP, und die muss es bringen, sie bildet entsprechende Synapsen. Ohne diesen Glauben an die Wirksamkeit von OPs bleiben auch unsere „echten" OPs erfolglos, denn nur der subjektive Glaube bildet die Synapsen und nicht das, was ein anderer glaubt, was echt und nicht echt ist.

Das allein reicht schon, um zu wissen, dass es keine allgemeinen Krankheiten geben kann, sondern jede körperliche, psychische oder eingebildete Krankheit eine individuelle, einzigartige Geschichte und damit Ursache hat, die genauso einzigartig und individuell geheilt, das heißt umgeschrieben werden muss, entsprechend ihrer Entstehung.

Völlig unabhängig davon, was wir uns zuführen, ob Gewalt, Streicheleinheiten, sensorische Reize für Augen, Ohren, Nase, Zunge, Haut oder für den Magen und Darm oder ob wir uns etwas intramuskulär oder direkt in die Blutbahnen spritzen (lassen), alle Inhalte von Reizen und primär jeder Gedanke lösen eine Synapsenbildung aus. Genau dafür haben wir so unfassbare viele Möglichkeiten in unserem Gehirn.

ZELLINFORMATIONEN

Insofern ist es richtig, vom Menschen als einem Informationswesen zu sprechen und nicht nur von einem energetischen, biochemischen oder mechanischen Wesen. Aller Input geistiger oder materieller Art ist eine Information. Manche Informationen, wie zum Beispiel das Verspeisen eines Schweinebratens, sind sehr komplex, und es ist uns nicht bewusst, zu welchen Synapsenbildungen diese führen. Derselbe Schweinebraten hinterlässt bei manchem Bayern ein wohliges Gefühl, weil es seine Leibspeise ist, und dem Vegetarier wird speiübel. Die Qualität einer Information hat also nicht mit der Sache an sich zu tun, sondern immer mit ihrer Bewertung, die wir uns angewöhnt haben. Man könnte eine sehr lange Liste aufstellen von glücklich und von unglücklich machenden Bewertungen derselben Informationen. Diese Liste sieht bei jedem Menschen anders aus und ist zeit- und kulturabhängig. Es ist sehr aufschlussreich, wie unterschiedlich Bewertungen ausfallen.

Wenn wir eine Krankheit und Schmerzen erleben, müssen dahinter unglücklich bewertete Informationen liegen, sonst würden die an der Krankheit beteiligten Zellen ihre Funktion nicht unsachgemäß ausüben oder sich sogar völlig verweigern und ausfallen. Aber auch solche unordentlich arbeitenden Zellen leben nicht ewig. Manche nur Minuten, Stunden oder Tage. Die längste Lebenszeit haben wohl die Knochenzellen mit einer Lebenserwartung von sieben Jahren. Wie dem auch sei, es gibt in unserem erwachsenen Körper keine einzige Zelle, die so alt ist wie wir als Ganzes. Damit jede neugeborene Zelle die Funktion (oder Dysfunktion) ihrer Vorgängerin erfüllt, muss sie schon bei ihrer Entstehung die entsprechenden Botenstoffe vom Gehirn empfangen. Liegen dort keine andersgearteten Informationen vor, als die letzte Generation der Zellen erhalten hat, wird die Zelle genauso wie die Vorgängerinnen. Wenn diese krank waren, wird sich an dem Schmerz der Person trotz ständig neuer Zellen nichts ändern. Erst mit der Umschreibung entsteht eine neue Wirklichkeit, entsprechend der vom Zellenträger (also von Ihnen) erschaffenen neuen Informationen.

WEITERGEREICHTES UNGLÜCK

Jede Zelle ist ein Informationswesen, das vom Gehirn ständig Botschaften beziehungsweise Anweisungen erhält. Die Informationen, die eine Zelle bekam und bekommt, die nicht ordnungsgemäß funktioniert, kann nicht sehr glücklich machend gewesen sein. Wenn eine solche Zelle stirbt, welche Chancen hat dann ihre Nachfolgerin? Sie ist zunächst völlig unschuldig und rein in ihrem Gemüt, sie könnte doch einen Neuanfang bewirken und von Anfang an ordnungsgemäß funktionieren, oder? Tut sie aber nicht. Woran liegt das? Sie bekommt vom Gehirn schon im ersten Moment die Information: „Du bist genauso wie deine Vorgängerin." Eine solche Be- oder gar Vorverurteilung würde auch jedes Kind missraten lassen. Neugeborene, denen, noch bevor sie überhaupt zum ersten Mal die Augen aufschlagen, beispielsweise gesagt wird „Du bist missraten, du hast das falsche Geschlecht", sind von der ersten Sekunde an unglücklich. Dass eine solche Information sich mit den Jahren körperlich auswirkt, ist nicht verwunderlich.

Heilen kann sich ein solcher Mensch, indem er die Information umschreibt, wie wir gesehen haben. In seiner neuen Wirklichkeit jubeln alle, wenn er mit seinem von seiner Seele gewählten Geschlecht auf die Welt kommt. Kein Einziger denkt mehr, er wäre falsch. Das wäre ja noch schöner! Die alte Wirklichkeit hat keinerlei Informationswert mehr. Kein Gedanke greift die alte krank machende Geschichte noch mal als wahr auf. Die Zellen bekommen nur noch die aufgrund der neuen Information gebildeten Botenstoffe – und umgehend tritt die körperliche Heilung ein. Der oder die Betreffende erschafft sich eine Geburtsfeier der puren Freude, egal ob es eine Geburt im Eselstall oder in der Hightechklinik ist.

DIE WIRKSAMKEIT IST DAS ENTSCHEIDENDE

Sie schreiben die Geschichte neu. Die Bilder, die dabei wirken, müssen nicht wahr sein. Diese Heilmethode stammt wesentlich aus meiner jahrzehntelangen Filmerfahrung. Ich produziere seit meinem einundzwanzigsten Lebensjahr Filme. Ich habe auf der Berliner Filmakademie studiert und an der Münchner Fachhochschule angehende Filmschaffende ausgebildet und bisher über fünfzig eigene Filmideen realisiert. Ich weiß, welche Bilder wirken und welche nicht. Ich benutzte die Kamera stets als Türöffner für interessante Menschen, die ich gern kennenlernen wollte, wie zum Beispiel den Dalai Lama, der sich mit mir stundenlang unterhalten hat, was ohne Kamera nie passiert wäre.

DAS FOLGERICHTIGE ERGEBNIS EINER ARBEIT

Die Medizin nennt es fälschlicherweise Spontanheilung, wenn Heilung auf eine Weise wie hier beschrieben eintritt. Will man diesen Begriff beibehalten, muss man von einer initiierten Spontanheilung sprechen, weil das emotionale Erlebnis, durch das neue Synapsen entstehen, nur durch Arbeit zustande kommt, und zwar eine sehr intensive, hohe Konzentrationsarbeit. Die ist mitunter sehr anstrengend, und daher hat es nichts mit der Vorstellung von Spontaneität zu tun, die uns überrascht und die wir nicht erklären können, so wie wir ein Wunder nicht erklären können. Für einen Schulmediziner mag das Ergebnis einer mentalen Heilung mystisch sein, aber die, die es selbst zuwege bringen, wissen sehr genau, was sie für ihre Heilung getan haben.

Für diese Arbeit kenne ich als Filmemacher die Regeln. Aber auch Sie kennen als Kinogänger oder Fernsehzuschauer den Unterschied wirksamer und nicht wirksamer Szenen. Es gibt unter Ihnen viele, die bei einem Film schon mal weinen mussten. Es ist also im Grunde gar nichts Besonderes, was uns die Gehirnforschung über die Synapsenbildung erklären will. Jeder Mensch ist ein Informationswesen, und es spielt keine Rolle, ob die Informationen ausgedacht oder tatsächlich geschehen sind. Wenn wir an sie glauben, wirken sie – und schon springen die zellbiologischen Prozesse an.

Denken Sie nur an Telefonsex. Aus dem Telefon kommt nichts anderes als Information, wenn Sie so wollen, sehr primitive oder banale Information: Ahh – ahh, ahh ... Und schon zeigt der Mann eine körperliche Reaktion. Die Information braucht nicht mal echt zu sein. Die Frau bügelt vielleicht ihre Wäsche weg und stöhnt dabei. Der Mann weiß unter Umständen sogar, dass ihr Gestöhne nicht echt ist, aber das tut seiner Erektion

Seien Sie mutig

Viele meiner Seminarteilnehmer wollen sich anfangs mit einer ganz bescheidenen Umschreibung zufriedengeben, weil es ihnen oft schon nach dem ersten Anlauf besser geht – körperlich besser. Aber wir wollen ja die volle Heilung, das heißt, unsere Seele möchte das ganze Glück, und dazu gehört nicht nur, dass die Mama sich an Ihnen freut, sondern auch der Papa und umgekehrt, und natürlich auch die Geschwister, wenn es solche gibt. Und Ihre Verstorbenen machen Sie mit Ihrem neu imaginierten und aufgeschriebenen Film auch noch glücklich, denn Sie agieren bei der gesamten Arbeit auf Seelenebene, und als Seelenwesen sind wir alle unsterblich.

keinen Abbruch, solange er sich seinen Film machen kann, für den er seinen Anruf als Stimulans einsetzt. Diese Fähigkeit, durch „Fake" echte körperliche Reaktionen auszulösen, ist keine männliche, sondern eine grundsätzliche Eigenschaft aller Wesen. Und genau darauf basiert auch meine absolut medizinfreie Heilmethode, die Sie hier kennenlernen.

Was ist wahr, was ist falsch?

In unserer aus pragmatischen Gründen angenommenen Philosophie erfährt die unsterbliche Seele in ihrer Eigenschaft als kosmische Schwingung in der Kompressionsphase eine Verdichtung, die bis zu einer lebendigen, körperlichen Form gelangt, die wir Leben nennen. Es kann also gut sein, dass wir mit einem Verstorbenen auf unserem Papier kommunizieren, der oder die sich bereits schon wieder eine neue Form zugelegt hat. Das beeinträchtigt aber unsere Kommunikation mit dieser Seele nicht, denn die Seele ist ein Kontinuum. Ob diese ewige Seele derzeit wieder einen neuen körperlichen Ausdruck gefunden hat, spielt für unsere Kommunikation mit ihr keine Rolle. Wir können uns auch unseren Vater in unserer Kindheit vorstellen und wie wir mit ihm und unserem ersten VW in die Ferien fahren, auch wenn er heute ein anderes Auto fährt. Wir erlauben uns, uns die Seele in der Form vorzustellen und sie mit dem Namen anzusprechen, wie wir sie im Gedächtnis haben. Es ist für unsere Kommunikation unwichtig, welches Werkzeug diese Seele im Moment nutzt. Da sie alterslos ist, können wir sie immer so ansprechen und sie so antworten lassen, wie wir sie kennen und lieben – oder lieben lernen möchten. Außerdem sollte uns klar sein: Die Seele ist viel, viel mehr als ein Körper, und uns geht es um einen Seelen- und nicht um einen Körperkontakt.

BESTÄTIGT VON SEITEN DER GEHIRNFORSCHUNG

Das Wichtigste für unseren Mental-Healing®-Prozess ist das, was wir von der Gehirnforschung bestätigt bekommen: Unser Gehirn unterscheidet nicht beziehungsweise kann nicht unterscheiden zwischen Fakt und Fiktion. Die einzige Möglichkeit, wie wir in unserem Denken falsch und richtig oder wahr und unwahr unterscheiden, ist diese: Wir heften den jeweiligen Informationen, die bei uns ankommen, die Label „Wahrheit" oder „Lüge" an. Das ist ein willentlicher Akt, den jeder Mensch individuell vornimmt oder anderen nachbetet.

Und genau hier sitzt Ihr Vorteil: Sie können sich selbst eine Szene ausdenken und sie für wahr nehmen. Das ist ein willentlicher Akt, Sie nehmen etwas als wahr an. Es geht also nicht um die Frage, ob etwas wahr oder nicht wahr ist, sondern um die Entscheidung: Welchem Gedanken geben Sie das Label „Wahrheit"? Normalerweise treffen Sie solche Entscheidungen, noch bevor die bewusste Wahrnehmung überhaupt begonnen hat. Dafür besitzen Sie Ihr Glaubenssystem, Ihre Vorurteile und frühen Prägungen. De facto ist jedes Ereignis zunächst neutral, leer, es wird für Sie erst existent, wenn Sie es bewerten, ihm also ein Label aufdrücken. Zum Beispiel „wahr" oder „falsch".

DIE BEWERTUNG MACHT ES REAL

Ein Vater als schlagender Vater ist nur deshalb existent, weil Tochter oder Sohn ihn so bewertet haben, und das immer wieder. Es existiert eigentlich nicht er, sondern die Bewertung, die er erfährt – bis in die aktuelle Gegenwart, in der er seine erwachsenen Kinder längst nicht mehr schlägt. Wird im Heilfilm diese Bewertung über ihn in der Kindheit verändert, dann fängt er an, neu, anders, aber genauso real zu existieren wie bei der negativen Bewertung. Der Vater besitzt also – ebenso wie alle anderen Bezugspersonen – für das Gehirn der Kinder nur die Existenzform, die sie ihm durch ihre Bewertung geben. Solange diese Bewertung negativ war – aus welchen guten Gründen auch immer, und einer der guten Gründe ist, dass es wahr war –, haben diese negativen Informationen negative Botschaften an die Zellen gesandt.

Bewerten Sie im Seelenschreiben® den Papa um, gewinnt er sofort und augenblicklich eine neue Existenz, und zwar genau die, die Ihrer neuen Bewertung entspricht.

Was passiert dadurch? Die positiven Informationen ersetzen ab sofort die bis dato negativen Informationen – und die Zellen erhalten neue Botschaften, insbesondere die, die gerade neu entstehen. Aber auch die alten Zellen stellen sich um, wenn die neue Bewertung geglaubt wird. Für die neu entstehenden Zellen gibt es gar keine anderen Informationen mehr als die, die Sie in der Umschreibung kreiert haben. Die Ratio sagt hier natürlich: „Das ist Selbstbetrug. Wo bleibt da die Gerechtigkeit? Ich kann doch nicht den bösen Schläger so einfach aus seiner Schuld entlassen, indem ich ihn mir schönschreibe." Das aber braucht niemand zu tun. Beim Umschreiben, das hatte ich betont, erhält der Vater genau die Abreibung, die er für das Empfinden des Betroffenen verdient. Natürlich „nur" auf dem Papier in schriftlicher Form und niemals gegenüber der real existierenden Person. Das aber wirkt, befriedigt und befreit. Außerdem kreieren Sie am Ende des Heilprozesses einen liebevollen Frieden mit ihm, und zwar ganz konkret in dem Setting, in dem Sie das Schmerzbild gefunden haben. Dieses Ende ist dann für Ihr Glück und Ihre Gesundheit verantwortlich.

Das Einzige, womit Sie die neuen ebenso wie die alten Zellen dann noch verunsichern könnten, wäre ein Zweifel an Ihrer Umschreibung. Lassen Sie die Zweifel weg, weil Sie gesund werden möchten, dann wissen die neuen Zellen nichts mehr von den eklatant negativen Informationen, die ihre Eltern und Vorgänger gerade noch erlebt hatten – sie funktionieren von Anfang an einwandfrei. Die neuen Zellen brauchten sich nicht einmal umzustellen, sie sind bereits mit der glücklich und gesund machenden Information über den liebevollen Vater auf die Welt gekommen. Etwas anderes – denken sie – hat es nie gegeben. Insofern könnte man aus der Sicht der Zellen tatsächlich von einer Spontanheilung sprechen.

Sollte dann immer noch manchmal in Ihnen das Gefühl aufkommen, „der Alte muss büßen", dann setzen Sie sich noch mal an Ihre Umschreibung. Sie überarbeiten sie, bis Sie befriedigt sind. Das können Sie aber nur sein, wenn Sie im Präsens und in wörtlicher Rede einen, Ihren wirksamen Film zustande gebracht haben. Gönnen Sie sich diese Arbeit, damit Sie gesund sind, ohne all die Beschwerden, die Ihnen als Folge Ihrer gewalttätigen Erziehung bewusst geworden sind.

SIE SIND AUTOR UND REGISSEUR

Ich weiß als Filmemacher, wie intensiv man an einem Drehbuch arbeiten muss, beispielsweise eben für einen neuen, positiven Papa. Man muss schließlich umschreiben, bis man das Gefühl hat: So ist die Story jetzt glaubhaft, so stimmt sie, und so fühlt sie sich super an. Das ist die Arbeit – Selbstheilungsarbeit. Steht die neue Wirklichkeit aber erst mal im Computer, dann wirkt sie auch unmittelbar, denn die Synapsenbildung und Botenstoffverschickung klappt sofort, und zwar punktgenau – im Gegensatz zu jeder medizinischen

Maßnahme. „Nebenwirkungen" einer von Ihnen selbst verfassten Umschreibung können Sie Buchstabe für Buchstabe, Wort für Wort bestimmen beziehungsweise vermeiden. Sie können an Ihrer Umschreibung so lange herumfeilen, bis sie Ihnen richtig Freude macht.

Gern mit Humor – und Mut

Zu einer wirksamen Umschreibung gehört auch immer eine gute Portion Humor. Auch wenn die Krankheit alles andere als lustig ist, die Umschreibung darf und soll es werden, das lieben Ihre Zellen.

Seien Sie außerdem mutig, denken Sie groß. Viele, die sich mit dem Seelenschreiben® noch unsicher fühlen, mailen uns ihre Texte. Ausgebildete Mental-Healing®-Begleiter und ich können meistens noch Verbesserungsvorschläge machen. Denn oft sind die Menschen schon mit kleinen Erfolgen zufrieden. Das Ziel ist aber das volle Glück, denn wir wollen eine hundertprozentige Heilung, deshalb darf am Ende nichts mehr von dem alten Gift in der neuen Szene zu spüren sein. Alle Beteiligten sind am Ende vollkommen gute, fröhliche Menschen geworden, so wie man sie sich am allerliebsten vorstellt. Das geht oft nicht auf direktem Weg, sondern eher über Wut und Bestrafung. Wenn das durchgehend im Präsens passiert, dann ist die Wirkung entsprechend. Wenn man das letztlich heilsame Ergebnis liest, durchrieselt es einen von den Haarspitzen bis in die Zehen. Man spürt, wie alle Zellen aufatmen und wie sie die Befreiung von der alten negativen Information feiern. Es prickelt überall.

In der praktischen Realität

Theoretisch erfolgt das Heilbild, nachdem das Schmerzbild gefunden wurde. In der Praxis verlaufen beide Prozesse
manchmal parallel und die Umschreibung beginnt schon,
bevor das Schmerzbild komplett auf dem Papier steht. Im
Kartenset „Selbstheilungs-Navigator" kommen die Phasen
„Rekonstruktion" und „Imagination" hintereinander. Das
heißt: Erst machen Sie sich das Schmerzbild klar, und dann
beginnen Sie mit der Umschreibung. In der Praxis überlappt
sich das öfter. Das macht aber nichts. Es darf nur nicht dazu
führen, dass Sie das eigentliche, wirklich schreckliche Ausmaß Ihres Schmerzbildes lieber verdrängt lassen oder zumindest nicht genau beim Namen nennen, denn das hieße,
den eigentlichen Akt des Schmerzes nicht aufzuschreiben, bei
dem Ihnen die volle Verletzung bewusst werden muss. Eine
solche vermeintliche Schonung bremst den Heilungsprozess
ab und macht Sie als Opfer zum Komplizen des Täters.

MISSBRAUCH IST LEIDER NICHT SELTEN

Wenn eine Frau keine Luft bekommt und würgen muss, sobald
sie nur an ihren Onkel denkt, dann könnte sie ihren ganzen
Mut fassen und beispielsweise erleben, dass sie als Dreijäh-
rige plötzlich den Penis ihres Onkels in den Mund geschoben bekommt. Leider ist so etwas keine Ausnahme. Sexueller
Missbrauch an Kindern in Familien und Erziehungseinrich-
tungen ist so stark verbreitet, dass die Bundesregierung dafür
extra eine Untersuchungskommission eingesetzt hat.
Das ist nur ein, leider eben nicht seltenes Beispiel, bei dem
man Mut braucht, um sich das gesamte Schmerzbild bewusst
zu machen. In solchen schweren Fällen kann, darf oder sogar
muss die Umschreibung schon parallel zur Rekonstruktion

des Verbrechens geschehen, weil man es sonst vielleicht nicht schaffen würde, die ganze Wahrheit auf den Tisch zu bringen. Man kann sich dafür geistige Helfer mit in seinen Rekonstruktionsfilm nehmen, auch wenn man in Wirklichkeit bei dieser Szene mutterseelenallein war und es bis heute noch nie jemandem erzählt hat, unter Umständen sogar sich selbst bisher nie eingestehen wollte, obwohl es immer einen schlummernden Verdacht gab. Plötzlich werden einem aber ganz viele Indikatoren bewusst, die zeigen, weshalb man eigentlich doch wusste, dass damals etwas sehr Verletzendes passiert ist. Warum hatte man sich bei der Beerdigung vom Onkel so gefreut, dass er endlich tot ist? Bisher hatte man sich vielleicht nur gewundert oder hatte Schuldgefühle, dass man so herzlos sein konnte. Jetzt hebt sich der Schleier der Verdrängung, und man kann in die Rekonstruktion schon Elemente der Rettung mit einbauen. Auch hier schreibt man im Präsens alles so weit auf, bis man an den Punkt kommt, an dem es einem absolut zu viel wird. Einen solchen Punkt gibt es in jedem Schmerzbild, auch in Ihrem. Er kann ganz unspektakulär erscheinen, trifft Sie subjektiv aber ganz tief.

DIE NEUE WIRKLICHKEIT WILL ERRUNGEN SEIN

An einem solchen Punkt fragen Sie sich: „Was braucht meine Seele jetzt? Genau jetzt? Wonach ist mir? Wenn ich jetzt das mache, was meine Seele sich zu ihrer Rettung wünscht, dann ist das Folgendes…" Und genau das machen Sie jetzt auch. Sie erlauben sich, das zu sagen (und aufzuschreiben), was Sie wahrscheinlich in der Realität niemals gesagt haben. Sie erlauben sich zu schreien, zu kratzen und zu beißen. Sie rennen und schlagen um sich. Sie schreien nach Hilfe, bis die Nachbarn kommen. Für Ihre Imagination gibt es kein „geht nicht". Sie treiben die Szene so weit, bis Ihr Peiniger zurück-schreckt, und genau diese Schrecksekunde nutzen Sie, um sich aus der Hilflosigkeit zu befreien.

Sie bringen das alles zu Papier, damit Ihre neue Wirklichkeit in den geschriebenen Worten ihre erste Manifestation, also Verwirklichung erfährt. Sie schreiben ein Szenario nieder, in dem Sie nichts mehr für sich behalten, sondern der ganzen Verwandtschaft, sogar den Nachbarn und der Polizei, und wenn das nicht reicht, der Presse erzählen, welch brutales Schwein Ihr Peiniger ist, sodass es morgen alle wissen und er sich zu Tode schämen muss. Das läutert ihn, wenn alle auf ihn zeigen und er als – beispielsweise – Kinderschänder ent-larvt ist. Auch wenn es Ihr Onkel oder Ihr Vater war, der Sie sexuell missbraucht hat, jetzt ist die Stunde der Abrechnung gekommen. Er muss sich in Grund und Boden schämen. Sie fühlen sich nicht mehr schuldig, Sie beteiligen sich mit kei-nem Wort mehr an der Vertuschung. Sie nennen seine Verbre-chen exakt beim Namen und sagen nicht mehr nur: „Er macht so schlimme Sachen mit mir." Das wäre keine Aufdeckung.

Sie brauchen den Mut, seine Handlungen und die dabei von ihm benutzten Worte exakt aufs Papier zu bringen. Wenn Sie das nicht aushalten, dann nehmen Sie jemanden in Ihre Umschreibung hinein, der Ihnen Mut macht. Mut zur Wut – oder mit der Wut zum Mut. Erst wenn Ihr Peiniger durch eine solche Bloßstellung zur Besinnung kommt, kann die Aus-söhnung mit ihm erfolgen. Dafür muss er aber ein geläuter-ter, reuiger, einsichtiger, liebevoller Mensch geworden sein. Dann können Sie ihn auch in die Arme nehmen. Erst wenn es nach der notwendigen heftigen Abrechnung so weit gekom-men ist, dass Liebe auf menschlichem Niveau einkehrt, ist die Umschreibung fertig. Dann wird gelacht.

Ist es schon ausreichend?

Zur Überprüfung stellen Sie sich vor, Sie würden Ihrem Peiniger nach Jahr und Tag in einer dunklen Gasse begegnen. Welche Gefühle haben Sie jetzt zu ihm nach Ihrer Umschreibung? Wenn da noch die leiseste Spur einer Angst auftaucht, ist die Umschreibung noch nicht perfekt. Wenn er aus Ihrem Familienverband stammt, sollte in dieser dunklen Gasse sogar eine herzliche Umarmung möglich sein. Sie muss möglich sein, wenn die Heilung perfekt sein soll.

BEISPIEL EINER VERSÖHNUNG

Eine Teilnehmerin an einem meiner Seminare entdeckte durch das Seelenschreiben®, dass sie von ihrem Vater im Alter von drei und vier Jahren vielfach sexuell missbraucht worden war. Sie bekam eine solche Wut auf ihn, dass sie ihn umbringen wollte. Ich fragte, ob sie das glücklich machen könnte, wenn sie den Rest ihres Lebens als Vatermörderin herumlaufen würde. Sie sagte: „Ist mir egal! Ich zertrample ihn." Sie tobte im Seminarkreis bereits entsprechend.

In der nächsten Pause hatte sie sich überlegt, dass sie ihn doch nicht umbringen, sondern auf eine kleine Insel draußen im Meer verbannen wollte. Man muss dazu sagen, dieses Seminar fand auf Djerba in Tunesien statt, wo zu unserem Hotel ein wunderschöner Strand gehört, von dem aus man eine solche Insel sehen oder zumindest erahnen kann. Auf so einer Insel sollte der Vater tagein, tagaus Steine klopfen.

Das Seminar ging über fünf Tage, und es war für die Betroffene eine Freude, sich täglich vorzustellen und sich darin versichern zu können, der Papa „klopft". Nach zwei weiteren Seminartagen befand sich der Vater schon im fünften Jahr in der Verbannung beim Steineklopfen. Für die Tochter war es

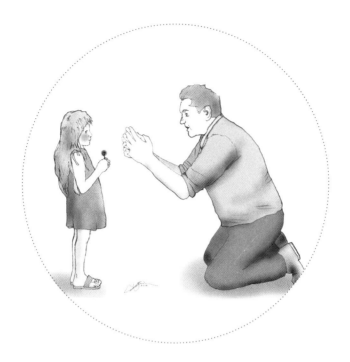

Ein Täter bittet um Vergebung.

die Genugtuung schlechthin. Als die ganze Seminargruppe zum Schluss eine Bootsfahrt auf eine der kleinen vorgelagerten Inseln unternahm, tippte mir die Teilnehmerin bei der Rückfahrt auf die Schulter: „Clemens, mein Papa ist mit an Bord."

Ich: „Darf er wieder?"

Sie: „Ja, er hat mir heute Nacht einen so rührenden, reuigen Brief geschrieben und beteuert, dass ihm alles das mit mir so unendlich leid tut. Er bat mich auf Knien um Verzeihung und will alles, aber auch alles dafür tun, dass seine geliebte Tochter wieder vollkommen glücklich und gesund wird."

Ich: „Das hat er dir geschrieben?"

Sie: „Ja. Ich hab ihm meinen Arm und meinen Kugelschreiber geliehen, damit er mir mit meiner Hand diesen Brief schreiben konnte."

Sie hatte Tränen des Glücks in den Augen.

Ich sagte: „Dann bist du ja jetzt durch."

Sie: „Vollständig, der tut mir nie wieder was. Ich kann ihn jetzt sogar wieder lieben, meinen Papa."

Ich: „Magst du mir eine Mail schicken, wenn du bei der nächsten Krebsuntersuchung warst?"

Sie versprach es, und drei Monate später kam die Mail: „Es hat geklappt, ich bin metastasenfrei."

Vorsicht vor den Zweifeln anderer

Ein Vater, mit dem man zwanzig Jahre schon nicht mehr gesprochen hat und auch zum Geburtstag und zu Weihnachten keinerlei Kontakt hatte, ruft nach einem geglückten Umschreiben innerhalb von Stunden oder Tagen an, so als wäre nie etwas gewesen und man hätte sich gestern gerade noch gesehen. Innerlich schweben Sie an der Decke vor Freude, wenn Ihnen so etwas passiert. Äußerlich reagieren Sie genauso cool und selbstverständlich wie er. Am Ende fragen Sie sogar, wenn er es noch nicht vorgeschlagen hat: „Wollen wir uns nicht mal wieder treffen, Papa?" „Ja, warum denn nicht, magst du morgen zum Mittagessen vorbeikommen? Ich sag's der Mama (nicht Ihre Mama, eine andere Frau, mit der er zusammenlebt), die kocht was Leckeres." Sie antworten ganz gelassen – auch wenn er wie anno dazumal seine Frau verbal wieder nicht von Ihrer Mutter unterschieden hat: „Oh ja, gern."

Sie hängen ein und schluchzen los wie ein Schlosshund, so viele Wunder auf einmal haben Sie noch nie erlebt, und alles kam aus Ihrer eigenen Kraft. Sie denken nicht daran, dass Sie zu Ihrer ungelittenen Stiefmutter immer Mama sagen mussten, denn das wären die alten Informationen an Ihre Zellen. Sie tanzen durch Ihre Wohnung und singen unaufhörlich: „Es funktioniert, es funktioniert, es funktioniert." Sie können sich bei Ihrer Seele und allen geistigen Helfern aus tiefstem Herzen bedanken, und die Welt ist zum ersten Mal (wieder) in Ordnung.

BLEIBEN SIE STILL

Sie sind so schnell gesund, so schnell kann es kein Arzt diagnostizieren. Aber – und jetzt kommt es – erzählen Sie niemandem, wie Sie das gemacht haben. Sagen Sie auch Ihrem Vater nichts, wenn Sie ihn treffen, so nach dem Motto: „Haste's gemerkt? Ich hab dich umgeschrieben!" Nein, damit würden Sie sich Ihren Erfolg wieder kaputtmachen, und alles wäre wieder beim Alten. Lassen Sie die neue Wirklichkeit als Selbstverständlichkeit stehen.

Sagen Sie möglichst auch nicht Ihrem Arzt, dass Sie sich geistig geheilt hätten. Es gibt heute bereits – und zum Glück zunehmend – Ausnahmen, aber viele Ärzte würden Sie für verrückt erklären. Im weiteren Kontakt zu Ihrem Vater – wenn wir mal bei diesem Beispiel bleiben wollen – wird er ganz von allein die richtigen Worte für Ihr Verhältnis finden. Sogar Ihr Verhältnis zu seiner heutigen Frau wird sich völlig entspannen, und im richtigen Moment wird von beiden Ihre leibliche Mutter endlich gewürdigt. Sie merken dann: Wenn Sie etwas umgeschrieben haben, was Sie früher für absolut unmöglich gehalten haben, verschwindet mit dem Konflikt auch Ihre Krankheit. Sie ist wie weggeblasen. Es kommt nur darauf an, ob Sie sich diese neue, glücklich machende Wirklichkeit erlauben wollen oder nicht. Das ist die Herausforderung des Mental Healing®.

SKEPSIS KANN DIE GEISTIGE HEILUNG ZERSTÖREN

Ein weiteres Beispiel. Ich bekam von einer Österreicherin einen Brief, in dem Folgendes steht:

Sehr geehrter Herr Kuby,

ich war letzten Samstag mit meiner Freundin im Kino. Wir haben Ihren wunderbaren Film „Unterwegs in die nächste Dimension" gesehen. Sie müssen wissen, ich bin seit Langem gehbehindert und laufe mit zwei Krücken. Meine Freundin und ich kommen aus dem Kino, es war bis auf den letzten Platz ausverkauft, und als wir so etwa dreihundert Meter vom Kino entfernt sind, sagt meine Freundin: „Wo hast du denn deine Krücken?"

Ich bekomme einen Schreck: „Die muss ich … Die hab ich im Kino vergessen!"

Meine Freundin sagt: „Warte, ich geh zurück und hole sie."

Ich sag: „Nein, schau doch, es geht wunderbar. Es geht auch ohne. Ich hab nicht mal Schmerzen. Ich hab's bisher ja gar nicht gemerkt, wir haben uns so wunderbar unterhalten."

Freundin: „Bist du sicher, soll ich sie dir nicht doch holen?"

Ich: „Na schau doch, lauf ich nicht prima?!"

Freundin: „Ja, ganz gut, ich kann es nicht fassen."

Ich: „Ich auch nicht …"

Und wir reden über dieses Wunder und vieles andere, bis sie mich bei mir zu Hause absetzt.

Mein Mann hilft mir aus dem Mantel und fragt: „Wo hast du denn deine Krücken?"

Ich sag: „Die brauche ich nicht mehr."

Er: „Spinnst du?!"

Ich: „Nein, Josef, ich spinn nicht, schau her, es geht. Ich lauf wieder wie früher."

Er: „Wo warst du denn?"

Ich: „Ich hab mir mit der Traudi einen Film angeschaut."

Er: „Was für einen Film?"

Ich: „Einen Schamanenfilm über Heilungen."

Er: „Das wird was gewesen sein …"

Ich: „Schau, siehst du's nicht? Ich kann wieder laufen."

Er: „Und deine Krücken?"

Ich: „Die hab ich im Kino vergessen."

Er: „… vergessen?!!!"

Ich: „Ja, ich brauch sie nicht mehr."

Er: „Du, also da wäre ich vorsichtig. Mit zwei kaputten Hüften sollte man nicht spaßen …" Und so weiter. Er bestand darauf, dass ich am Montag zum Arzt gehe und eine Nachuntersuchung machen lasse.

Was soll ich Ihnen sagen, Herr Kuby? (Mir kommen die Tränen.) Der Arzt hat mir so schlimme Dinge erzählt, was alles passieren kann, wenn ich umfalle oder mich zu sehr belaste. Am Ende gab er mir neue Krücken mit, und ich laufe jetzt wieder mit Krücken.

Mein Mann, kann ich sagen, ist eigentlich froh darüber, denn das andere war und ist ihm total unheimlich. Meinen Sie, Herr Kuby, dass ich die Heilung wieder zurückholen kann?

Ich habe mit dieser Frau mehrfach telefoniert. Sie kam etwa ein halbes Jahr später in ein Seminar – auf Krücken. Aber inzwischen habe ich einen weiteren Brief von ihr erhalten, in dem sie schreibt, dass ihre Hüften wieder in Ordnung sind. Sie ist aus der ehelichen Wohnung ausgezogen, lebt jetzt allein und läuft ganz frei ohne Krücken. Es hat insgesamt ein Jahr gedauert, bis sie ihre Heilung zurückhatte. Aber ihre Ehe ist noch nicht ganz bereinigt, das merkt sie auch körperlich.

Aber so ist das, wenn man auf seinen Schatz der geistigen Heilung nicht aufpasst und ihn (versehentlich) den falschen Leuten, also solchen, die von einem anderen Bewusstsein geprägt sind, preisgibt. Solange man noch nicht in dem Vertrauen auf eine selbst erschaffene, neue Wirklichkeit gefestigt ist, sollte man sein Ohr nur solchen Informationen leihen, die einen gesund und glücklich machen.

Bevor man jemandem etwas vom Umschreiben erzählt, sollte man sich – auch von seinem besten Freund – mindestens dreimal ernsthaft fragen lassen, weshalb man plötzlich so gut aussehe und warum man so gesund wirke. Solange man gefragt wird, welche Tabletten man genommen habe oder ob man auf Reha gewesen sei, antwortet man besser nur: „Es geht! Und wie geht's dir? Du siehst auch so gut aus ..." Man sagt das möglichst auch, wenn es nicht stimmt, denn der andere nimmt den Ball meist sofort auf und redet dann von sich. Auf diese Weise schützt man seine eigene Selbstheilung.

ES WIRD SICH VIELES WANDELN

Die Ratio hat bekanntlich so viele „gute" Argumente und starke Ängste, dass man schnell in seiner neuen Philosophie erschüttert werden kann. Außerdem kann ein solches Gespräch sehr schnell im Streit enden, und das ist auch nicht gesundheitsförderlich. Viele meiner Seminarteilnehmer haben mir berichtet, dass sie nach ihrer Heilung, oder manche schon währenddessen, ihren Freundeskreis radikal gewechselt haben und heute mit ganz anderen Menschen verkehren als noch zur Zeit ihrer Krankheit.

Das kann ich gut verstehen, denn das Bewusstsein entwickelt sich sprunghaft, und dann passen die Einstellungen nicht mehr zueinander. Man braucht neue, ähnlich denkende Menschen als Freunde. Davon gibt es viele, wenn man mit ihnen in Resonanz geht. Es ist Ihre Entscheidung. Wenn Sie sich klarmachen, dass Sie sich Frieden, Glück und Liebe nur selbst erschaffen können, dann macht es keinen Sinn, diesen Bewusstseinsprozess auch nur einen Tag länger aufzuschieben. Es bedarf für diesen Prozess keines Fachwissens. Im Gegenteil, es würde Sie nur daran hindern, sich auf das eigentliche Erlebnis im Hier und Jetzt einzulassen. Fachwissen leitet Sie auf die Metaebene, weg vom subjektiven Erleben. Um sich dem subjektiven Erleben voll hinzugeben, brauchen Sie Vertrauen in sich als geistig-seelisches Wesen und Vertrauen in das Wissen, dass Sie sich mit dieser mentalen Methode von Ihrem heutigen Leiden heilen können.

WIE BEKOMMT MAN DIESES VERTRAUEN?

Mit der herkömmlichen Psychologie nicht. Denn die herkömmliche Psychologie ist an die Ratio gekoppelt. Ihr gelingt es zwar in einigen Fällen ebenfalls, an die ursächlichen Szenen einer Krankheit zu gelangen, aber sie kann diese Ursache dann nicht mehr ändern. Die Ratio sagt: Was in der Vergangenheit war, ist Fakt, und diese Tatsachen kann man rückwirkend nicht mehr wandeln oder gar ungeschehen machen. Rational ist das auch vollkommen korrekt. Nur die Gegenwart lässt einen gewissen Spielraum zu, der aber sehr gering ist. Bei manchen Psychotherapeuten sitzen Klienten in der achtzigsten Stunde – und ihr Leben hat sich kaum verändert, auf jeden Fall nicht in der Weise, dass sie wieder gesund und glücklich geworden sind.

Das liegt am Glauben an die Ratio. Die Ratio ist nicht dazu da, unser Leben zu lenken. Das Leben wird von Visionen, Gefühlen und Sehnsüchten, von Träumen und verrückten Ideen bestimmt. In einer Gesellschaft, in der die Ratio das Oberkommando innehat und nicht die Intuition – in anderen Worten: das Ego und nicht die Seele – macht einem die Ratio jede Perspektive mit allen möglichen „Aber" im Nu kaputt.

Die Seele ist unser Zugang zu unserer allumfassenden Weisheit. Sie ist mit dem Universum eins, sie kennt die Liebe, die Harmonie und Freiheit des Lebens. Sie will keinen Stress, sondern Abenteuer, Kreativität, Selbstverwirklichung, das echte Sein, das Freude und Lust macht und in dem es viel fröhlichen Humor gibt. „Wenn Gott keinen Humor hat, möchte ich nicht in den Himmel", so lautet ein nichtkatholisches Sprichwort. Auch herkömmliche Ärzte und Psychologen bieten wenig Humor, wenn sie ihren Patienten helfen wollen.

Die Ratio ist genauso wichtig wie die Intuition, wenn sie der Seele untergeordnet bleibt. Die Ratio ist dazu da, die Visionen der Seele umzusetzen. Sie muss dafür sorgen, dass die Vision am Ende auch funktioniert, sonst endet jede Vision in Frustration. Die Ratio ist aber nicht der Chef, der ständig nach dem Motto argumentiert: Das geht nicht! Alles, was die Seele sich wünscht, geht. Die Seele hat den großen Überblick. Sie weiß: Alles, was mit den Bestrebungen des Universums übereinstimmt, funktioniert. Das Universum ist ein harmonisches Gebilde, und viele Menschen nennen mit Recht diese Harmonie auch Liebe. Wir sind Teil eines Universums der Liebe, und jede Vision, die sich in dieses Universum der Liebe einschwingt, funktioniert. Die Ratio muss sich dann nur noch ein wenig anstrengen, um ihre „Aber" aus dem Weg zu räumen.

EXISTENZANGST – FEIND JEDER HEILUNG

Das schlimmste „Aber" der Ratio ist die Existenzangst. Sie ist der Ratio immanent, sie ist ihr sozusagen eingebaut. Denn die Ratio ist naturgemäß auf das Materielle, rein Faktische ausgerichtet. Für sie zählt nur das, was sie wiegen, messen und nachweisen kann. Die Ratio kann die Seele aber nicht nachweisen. Und das ist auch nicht ihre Aufgabe. Ratio hat und ist keine Weisheit. Sie ist zwar für die Weisheit sehr wichtig, damit, wie gesagt, die Ideen auch umgesetzt werden; die Ideen kommen aber nicht aus ihr. Deshalb kommt auch die Idee, wofür Sie leben, welche Aufgabe Sie sich für diese Inkarnation vorgenommen haben, nicht aus der Ratio.

Sobald Sie eine Sichtweise einnehmen, die über die rein körperliche Form hinausgeht, relativiert sich die Existenzangst von allein. Sie schauen sich Ihr Leben von Ihrer Zeugung aus an und fragen sich: „Was kann mich veranlasst haben, bei genau diesen Eltern zu inkarnieren? Sollten die mir nur die biologischen Bausteine liefern, damit ich meine körperliche Erfahrung fortsetzen kann, oder hatte ich nicht vielmehr ein besonderes Interesse an diesen Personen oder wenigstens an einer von beiden? Oder zumindest an jemandem in diesem Haushalt, an den ich ohne eine Inkarnation in dieser Familie nicht herangekommen wäre?" Es ist ja oft so, dass man sich zu seinen beiden Elternteilen nicht gleichermaßen hingezogen fühlt. Woran liegt das?

Mama- oder Papakind?

Wenn man davon ausgeht, dass man geistig ein Kontinuum ist, ohne Tod und ohne Geburt, und dass nur die Form wird und wieder vergeht, dann ist es leicht, sich vorzustellen, dass eine so enge Beziehung, wie man sie zu Vater und/oder Mutter hat, nicht plötzlich im Moment der Zeugung entstanden sein kann. Sie müssen wenigstens zu einem von beiden schon eine Beziehung gehabt haben. Woher nehmen Sie sonst die Energie, bei möglicherweise vielen Bewerbern als Erstes das Ei dieser Frau zu besetzen und die Chromosomen dieses Mannes für ihre Form anzunehmen, auf dass er ihr Vater ist?

Irgendwie haben Sie vielleicht bei nur einem der beiden Elternteile das Gefühl, dieses Wesen schon länger zu kennen, als gäbe es mit ihm schon eine längere gemeinsame Geschichte. Diese ist für Sie, aber oft auch für den anderen, noch nicht abgeschlossen. Da gibt es noch eine unerfüllte Sehnsucht, eine Schuld oder offene Rechnung oder aber auch Verletzung und Kränkung, die geheilt werden möchten.

REGELN DES ZUSAMMENSEINS

Es lohnt sich sehr, seine Intuition beziehungsweise Seele aufschreiben zu lassen: „Was verbindet mich mit meinem Vater, und was verbindet mich mit meiner Mutter?" Oft kommt man dahinter, dass man den einen Elternteil gar nicht explizit ausgesucht, sondern eher in Kauf genommen hat, um mit der anderen Person seine Beziehung fortsetzen zu können.

Natürlich ist dann das Verhältnis zu dem ferneren Elternteil nicht so eng und liebevoll wie zu der Person, mit der man schon eine längere Beziehung innehat. Oft fühlt man sich dem in Kauf genommenen Elternteil irgendwie überlegen. Keine gute Basis für eine harmonische Mutter-Tochter- oder Vater-Sohn-Beziehung. Man sollte sich deshalb klarmachen, dass man vielleicht zu seinem länger bekannten Elternteil in dieser Inkarnation eine andere Rolle eingenommen hat als in dem früheren gemeinsamen Leben. Damals war man vielleicht ein Paar, aber jetzt unterliegt man dem Inzestverbot.

In unseren Tierinkarnationen, von denen jeder Mensch selbstverständlich etliche hinter sich hat, bestand kein Inzestverbot, oder man konnte es ignorieren. Jetzt als Mensch sollte man so viel Bewusstsein über die verschiedenen Leben hinweg angesammelt haben, dass einem die Verhaltensregeln beim Wechsel der Rollen in den Beziehungen bewusst sind. Benimmt man sich triebhaft wie ein Tier, ist man eigentlich noch nicht reif für eine Inkarnation als Mensch, oder diese Reife muss einem erst noch beigebracht werden. Auch dazu dienen die Umschreibungen in unserer Heilarbeit. Werden diese menschlichen Verhaltensregeln nicht geachtet, ent-

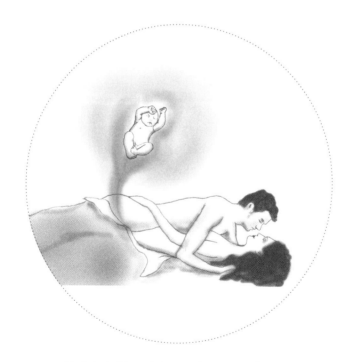

Die Entscheidung, jetzt zu inkarnieren oder nicht,
ist die wichtigste des ganzen Lebens.

stehen schwerwiegende Probleme, wie zum Beispiel sexueller Missbrauch, es kommt zu Vater- oder Mutterhass, Eifersucht, Ablehnung und so weiter. Das unbewusste Triebverhalten ist in vielen Menschen noch so dominant, dass sie sich gar keiner Schuld bewusst werden, wenn sie sich als Vater an ihrer Tochter oder als Mutter an ihrem Sohn sexuell vergreifen. „Es ist doch nur Liebe...", flüstern sie den Kleinen zu. Und die sind zwischen wirklicher Elternliebe und entwürdigender Gewalt hin- und hergerissen.

HEILUNG DES INZESTS

Will man sich von solchen Verletzungen und dem Missbrauch rückwirkend heilen, muss man zunächst den Akt selbst an einem exemplarischen Beispiel aufschreiben, durchleben und dann umschreiben. Wie wir wissen, gelingt eine solche Transformation nur, wenn das Schmerzbild vollkommen klar mit vielen Details und eindeutigen Dialogen im Bewusstsein und dann auf dem Papier steht.

Werden einem dabei die karmischen, über die jetzige Form hinausreichenden Bezüge zum Peiniger bewusst, lässt sich das Geschehen erstens besser verstehen. Zweitens lässt es sich dann auch bereits für Zeiten umschreiben, durch die es überhaupt in diesem Leben zu solch verheerenden Taten kommen konnte. Nach einer solchen Umschreibung braucht es unter Umständen in diesem Leben gar nicht erst zu dem Missbrauch zu kommen, weil das letzte Leben in gegenseitigem Respekt und Achtung beendet wird. Dann können die heutigen Symptome verschwinden.

In jedem Fall lassen sich jetzt die neuen Verhältnisse regulieren, wozu unter Umständen auch gehört, dass die Tochter sich bei ihrer Mutter dafür entschuldigt, dass sie ihren

Platz eingenommen hat, zumindest auf der seelischen Ebene. Dazu gehört, dass die Tochter der Mutter sagt – natürlich nur auf dem Papier beim Seelenschreiben®: „In einem früheren Leben war der Papa vielleicht mein Mann, aber jetzt gehört er dir, und ich bin deine Tochter und keine Sekunde mehr die ‚Geliebte' des Papas."

Sind auf diese Weise die Rollen geregelt, ist die Welt wieder in Ordnung, und allen Beteiligten geht es sofort besser. Alle können ihren angestammten Platz einnehmen. Diese Transformation geschieht ausschließlich im Präsens und in wörtlicher Rede innerhalb einer konkreten Szene, die am besten genau dort und zu dem Zeitpunkt spielt, zu dem die Verletzung, also der Übergriff, stattgefunden hat.

Ein Beispiel für einen „schweren Fall"

Akzeptiert man die Philosophie seiner geistig-seelischen Kontinuität, dann kann man sich auch von sehr schweren und in medizinischer Hinsicht unheilbaren Krankheiten heilen. Kürzlich hatte ich den Fall einer achtundvierzigjährigen Frau, die seit ihrem vierten Lebensjahr unter schwerer Epilepsie leidet. Sie muss dafür täglich zwei starke Mittel einnehmen, um mögliche Anfälle auszuschließen. Das funktioniert einigermaßen. Sie hat zwar nie einen Führerschein machen dürfen, aber Anfälle gibt es bei ihr nur noch sehr selten, ein- oder zweimal im Jahr. Rechnet sie allerdings zusammen, wie viele Tabletten sie ihrem Körper bisher zugemutet hat, mehr als 30 000, dann ist es nicht verwunderlich, dass sie seit geraumer Zeit unter Herzrhythmusstörungen leidet. Hinzu kommt, dass sie ihre vierzehnjährige Tochter zum Wahnsinn treibt, weil die sie noch nie anders als durch Tabletten gedämpft und kontrolliert erlebt hat.

Nun frage ich sie im Seminar, was sie an diesem Wochenende bei sich heilen möchte.

Ihre Antwort: „Die Herzrhythmusstörungen."

Ich: „Das sind doch aber die Nebenwirkungen deiner Epilepsiebehandlung, oder?"

Sie: „Ja. Na gut, dann möchte ich den Wahnsinn meiner Tochter heilen."

Ich: „Auch das ist eine Folge der Epilepsiebehandlung. Warum möchtest du nicht gleich die Ursache heilen?"

Sie: „Mit der Epilepsie komme ich eigentlich gut zurecht."

Ich: „Dank der Tabletten. Aber die machen dich zusätzlich krank."

Sie: „Absetzen kann ich sie nicht."

Ich: „Warum nicht?"

Sie: „Die Ärzte haben gesagt, wenn ich wegen der Herzrhythmusstörungen die Tabletten absetzen müsste, dann würden sie mir den Schädel öffnen und die beiden Gehirnhälften voneinander trennen, also in der Mitte durchschneiden."

Ich: „Das hilft gegen epileptische Anfälle?"

Sie: „Das sagen sie. Das wird jetzt immer öfter bei Epilepsie gemacht, aber ich will das bei mir nicht machen lassen."

Ich: „Dann bist du ja jetzt in der Zwickmühle."

Sie: „Deshalb hoffe ich ja, ich könnte mit Mental Healing meine Herzrhythmusstörungen heilen."

Ich: „Wie soll denn das gehen, wenn du die Ursache dafür nicht ändern kannst oder willst?"

Sie: „Du meinst die Tabletten?"

Ich: „Nein. Die Epilepsie. Die Tabletten brauchst du ja, wenn du dir dein Gehirn nicht durchschneiden lassen möchtest, so lange, wie du die Epilepsie hast."

Sie: „Ja."

Ich: „Was machen wir?"

Sie: „Dann sollte ich vielleicht doch die Epilepsie angehen. Aber die Tabletten kann ich nicht absetzen."

Ich: „Warum nicht?"

Sie: „Da bekomme ich Angst?"

Ich: „Wovor?"

Sie: „Dass ich Panikanfälle bekomme."

Ich: „Du hast also Angst vor der Angst?"

Sie: „Ja."

Ich: „Kannst du aufschreiben, wovor du alles Angst hast oder besser, bei was du immer Angst bekommst?"

Sie: „Ach, das ist ganz viel."

Ich: „Mach eine Liste."

Sie: „Ach, das weiß ich so: Ich kann nicht Lift fahren. Wenn die Lifttüren zugehen, krieg ich Panik."

Ich: „Was noch?"

Sie: „Ich kann nicht fliegen. Wenn ich in einem vollen Flugzeug sitze und die Kabinentür wird geschlossen, krieg ich einen Panikanfall oder gleich einen epileptischen Anfall."

Ich: „Ist das schon mal passiert?"

Sie: „Ja."

Ich: „Was noch?"

Sie: „Ich kann nicht Bergbahn oder Gondel fahren. Das geht überhaupt nicht."

Ich: „Was war die letzte Angst, an die du dich noch erinnerst?"

Sie: „Das war vor vier Wochen. Da wollten wir wandern gehen, bei St. Johann. Wir sehen die Gondelbahn. Mein Mann sagt: Komm, wir fahren hoch und laufen oben. Ich denke: Sei kein Spielverderber, reiß dich zusammen und fahr mit. Als wir die Gondel betreten, ist sie noch leer. Ich setze mich mit meiner Tochter auf das kleine Notbänkchen, und mein Mann steht vor uns. Plötzlich kommt der Gondelführer und hinter ihm eine ganze Meute von Wanderern. Im Nu ist die Gondel voll. Mich überkommt Panik. Es wird mir heiß und kalt. Ich dränge mich durch die Menschen durch, um gerade noch rauszukommen, bevor sich die Türen schließen. Der Gondelführer lässt meinen Mann und meine Tochter noch aussteigen. Ich sacke schweißüberströmt auf der Plattform zusammen. Die Gondel fährt ab."

Ich: „Okay, das reicht schon. Bist du bereit, jetzt sofort zu schauen, woher deine Panik kommt?"

Sie blickt sehr skeptisch.

Ich: „Du brauchst keine Angst zu haben. Du bist jetzt nicht in der Gondel. Wir geben uns alle die Hände und halten dich. Du bist hier vollkommen geschützt. Dir kann nichts was passieren." Ich weiß aus Tausenden solcher Gespräche, dass wirklich nichts passieren kann, was besonderer Hilfe bedürfen würde, denn ich habe gelernt, dass die Seele immer nur so viel Erkenntnis freigibt, wie der Mensch verarbeiten kann.

Die Frau willigt ein. Alle Seminarteilnehmer schließen sich im Kreis zusammen, in dem die Frau und ich ebenfalls sitzen.

Ich: „Kannst du noch mal zurück in die Gondel gehen."

Sie nickt.

Ich: „Sitzt du jetzt wieder auf dem Notbänkchen, deine Tochter neben dir?"

Sie: „Ja."

Ich: „Sitzt sie rechts oder links von dir?"

Sie: „Links."

Ich: „Dein Mann steht vor dir?"

Sie: „Ja."

Ich: „Jetzt kommt der Gondelführer mit all den Menschen, und plötzlich ist die Gondel voll."

Sie: „Ja, das halte ich aber nicht aus."

Ich: „Moment! Jetzt schaffst du es aber nicht mehr raus. Die Türen sind schon zu. Was passiert bei dir?"

Sie: „Ich spring auf und will schreien."

Ich: „Dann schrei!"

Sie: „Ich kann nicht."

Ich: „Doch, du kannst. Hier im Seminarraum ist das kein Problem."

Sie: „Ich kann nicht. Es ist sinnlos."

Ich: „Was ist los?"

Sie (atmet schwer): „Ich krieg keine Luft mehr. Ich kann nur noch ganz flach atmen."

Ich: „Was passiert um dich herum?"

Sie: „Keiner kriegt mehr Luft."

Ich: „Was siehst du?"

Sie hat die Augen geschlossen.

Sie: „Mir wird schlecht. Mein Mann – oder? Ja – jemand sackt vor mir zusammen. Ich kann auch nicht mehr. Es wird heiß. Mir zerreißt es die Lungen. Ich will mir das Hemd aufreißen. Mir wird schlecht. Mir wird schwindlich."

Ihre Nachbarn im Stuhlkreis halten sie fest an den Händen.

Sie (panisch): „Ich halt das nicht aus. Es wird dunkel. Ich sehe nichts mehr ..."

Ich: „Wo bist du?"

Sie: „Es ist aus."

Sie wird völlig ruhig. Stumm.

Ich: „Was ist?"

Langes Schweigen.

Sie: „Ich bin vergast."

Ich: „Oh!"

Sie öffnet die Augen und schaut völlig verwundert zu mir.

Sie: „Tot."

Ich: „Alle anderen auch?"

Sie nickt.

Ich: „Siehst du die Toten um dich herum?"

Sie: „Ja. Ich sehe ganz viele vor mir sterben."

Ich: „Wie hoch fühltest du die Decke über dir?"

Sie: „Nicht sehr hoch. Ich hab es gerochen, das Gas."

Ich: „Zyklon B?"

Sie: „So süßlich. Meine Lungen sind innerlich verbrannt."

Ich: „Wo?"

Sie: „Dachau."

Ich: „Warst du in diesem Leben mal dort?"

Sie: „Ja ... Jetzt kommt mir was: Schon mit vier musste ich mit, wenn mein Vater das KZ in Dachau besichtigt hat."

Ich: „Wieso das?"

Sie: „Mein Vater war ein KZ-Überlebender. Er sah es als seine Aufgabe an, sonntags nach Dachau zu gehen und die Besucher über die Praktiken in den KZs zu informieren."

Ich: „Und da musstest du mit?"

Sie: „Ja, das war unser Sonntagsausflug."

Ich: „Wie? Und da wunderst du dich?"

Sie: „Warte! Ich glaube, ich hatte bei meinem ersten Besuch im KZ meinen ersten epileptischen Anfall."

Ich: „Genau!"

Sie: „Ja, das wird mir jetzt erst klar."

Ich: „Kannst du alles, was du jetzt gerade erlebt hast, in der Gondel oder in der ... wo warst du?"

Sie: „Ich war in einer Gaskammer."

Ich: „Hast du die jetzt gesehen?"

Sie: „Ja, so grau. Nicht hoch. Die Tür war schräg gegenüber von mir. Ich sehe noch, wie sie sich schließt."

Sie schüttelt es wieder. Panik steigt in ihr hoch. Wir halten sie und geben uns wieder die Hände.

Sie arbeitet noch die ganze folgende Nacht an der Szene. Sie versteht plötzlich alle ihre Ängste und auch, weshalb sie Epilepsie entwickelt hat. Es war die einzige Methode, sich vor der ab und zu hochkommenden Erinnerung an ihre Ermordung zu schützen.

Eine Woche später hat sie freiwillig eine Gondelfahrt unternommen und sie ohne Ängste überstanden. Vier Wochen später ging sie zu Besuch nach Dachau. Die Details ihres früheren Lebens und ihre Erinnerung werden ihr immer klarer. Damit schwinden die Panik und so auch die Epilepsie. Die Ratio kann ihr immer wieder sagen: Vielleicht ist das alles nur ausgedacht, vielleicht stimmt das alles gar nicht und die Epilepsie hat andere Gründe, die man nicht weiß … Solche Skepsis könnte die Heilung zurücknehmen. Wenn diese Frau aber weiter an ihrer Vergangenheit arbeitet und sich auch noch bewusst macht, weshalb und unter welchen Umständen sie ins KZ kam, dann kann sie auch diesen Schock umschreiben und dafür sorgen, dass sie sogar ihre tiefe Angst verliert, plötzlich einer Übermacht ausgeliefert zu sein, ohne vorher etwas geahnt zu haben. Eine Naivität, die sie damals das Leben kostete.

Das Gefühl verfolgt sie heute noch. Wenn sie in ihrer Umschreibung lernt, ihre Umwelt wach und bewusst wahrzunehmen, dann kann dieses Leben noch ganz angstfrei werden. Es gibt keinen Grund mehr für Anfälle und damit auch keinen Grund mehr für Tabletten. Die Tochter erlebt ihre Mutter dann zum ersten Mal in ihrem Leben frei, fröhlich und lebendig, und von den Herzrhythmusstörungen ist dann sowieso keine Rede mehr.

Heilen Sie sich selbst

Nun haben Sie alle nötigen Werkzeuge und die grundlegende Philosophie kennengelernt. Die Beispiele von sexuellem Missbrauch und KZ-Erfahrungen sind zugegebenermaßen heftig, aber leider nicht ungewöhnlich für unsere Zeit. Im Zweiten Weltkrieg sind 53 Millionen Menschen eines unnatürlichen Todes gestorben, kein Wunder, dass diese Seelen nun wieder unterwegs sind und schwere Schäden und Beschwerden mit sich tragen. Dennoch ist das natürlich absolut keine Vorgabe für Ihren persönlichen Heilprozess. Sie können an so extremen Fällen aber schneller erkennen, wie das Prinzip von Mental Healing® funktioniert, um es auf sich selbst anzuwenden. Das ist zumindest meine Hoffnung. Ich fasse für Sie noch einmal ganz kurz zusammen, wie Sie nun vorgehen:

Erster Schritt: Das Schmerzbild

Sie fragen sich, was die Ursache Ihres Leides ist – und beginnen alles, was aus Ihrem Innern aufsteigt, zu notieren. Sie hinterfragen diese Worte und gehen so immer tiefer und erleben das Schmerzbild erneut.

Wichtig ist der Anfang. Wenn Sie einmal etwas aufgeschrieben haben, geht es wie von selbst weiter. Auch ein Satz wie „Bei mir kommt nichts" führt Sie weiter. Es gibt keinen Gedanken, den man nicht aufschreiben könnte. Insofern können Sie bei jeder Sitzung etwas notieren und die Sätze sofort hinterfragen: „Warum kommt bei mir nichts? Ist bei mir schon jemals etwas gekommen? Seit wann fällt mir nichts mehr ein? Wann war meine letzte kreative Zeit?" Es gibt auf W-Fragen – warum, wieso, wann, wer und so weiter – immer irgendeine Antwort. Sie müssen nur anfangen, und wenn es Kringel auf dem Papier sind, mit denen Sie beginnen.

Sie brauchen sich nicht zu beeilen. Sie können zwischenzeitlich auch wegdösen, ohne das Licht zu löschen oder das Schreibgerät wegzulegen. Sie sinnieren vor sich hin, um tiefer der Ursache Ihrer Beschwerden nachzuspüren, in sie hineinzurutschen – und dann die Augen wieder aufzuschlagen und weiterzuschreiben. Jeder Gedanke ist wichtig und gehört aufs Papier. Sobald auch nur die kleinste Erinnerung an eine frühe Begebenheit hochkommt, fangen Sie an, sie zu rekonstruieren, und zwar ausschließlich im Präsens und in der ersten Person.

Zweiter Schritt: Das Umschreiben

Wenn Ihr ganzes Leid auf diese Weise in Ihr Bewusstsein gelangt ist, haben Sie die Möglichkeit, sich zu heilen, und zwar, indem Sie das Geschehen umschreiben. Halten Sie den Schmerz, die Schmach, die Entwürdigung so weit aus wie nur möglich, bis für Sie der Moment gekommen ist, das Ruder herumzureißen. Sie setzen in Ihrer neuen Wirklichkeit dem Elend ein absolutes Ende. Sie fangen an, sich zu wehren, mit allen Beteiligten abzurechnen, Schluss zu machen mit der Unmenschlichkeit. Jetzt müssen alle anderen durch Sie lernen, egal wie klein Sie sind, selbst dann, wenn Sie noch ein Embryo sind. Ihre Seele ist alterslos und hat Ihr Bewusstsein von heute – das Bewusstsein des Jetzt, dieses Momentes. Ihre Seele weiß, was sie braucht, um gesund und glücklich zu sein. Sie sind der Regisseur und lassen auf dem Papier und in Ihrem Inneren alles das stattfinden, wie Sie es sich wünschen, so lange, bis alles bereinigt ist, was die Ursache Ihres heutigen Leidens ausgemacht hat. Dazu gehört auch die vollständige Befriedung des Peinigers. Diese neue Wirklichkeit wird für Sie so überzeugend, dass es die alte Wirklichkeit in Ihrem Denken gar nicht mehr gibt. Sollte Ihre Ratio „Aber..." sagen, dann lesen Sie das Buch gern noch ein zweites, drittes und viertes Mal. Sie werden sehen, Ihre Philosophie wandelt sich. Am Ende dient die Ratio der Intuition und nicht mehr umgekehrt. Das ist die richtige Ordnung, auch wenn sie leider nicht das Übliche ist. Wir leben in einer extrem rationalen und vernünftigen Epoche, in der die Intuition starke Förderung braucht, damit wir mit unserer Seele ins Reine kommen. Dafür bedarf es keiner Mystik oder Hexerei, was dafür nötig ist, kann jeder entwickeln, denn jeder besitzt schließlich seine rechte Gehirnhälfte und kann sie für die geistige Selbstheilung sofort aktivieren.

Genau dafür habe ich dieses Buch geschrieben. Benutzen Sie es immer wieder und schauen Sie sich vielleicht auch die weiteren Hilfsmittel an, die ich für Sie erschaffen habe.

Vor allem aber: Bleiben Sie dran an Ihrem Mental-Healing®-Prozess. Dann bleibt der Erfolg nicht aus. Es gibt immer einen Weg.

Alles Gute und Liebevolle
Clemens Kuby

Weiterführende Infos

Clemens Kuby hält im deutschsprachigen Europa Vorträge, gibt Workshops und Seminare. Er führt Selbstheilungs-Begleitgespräche am Telefon und bildet Interessierte zu professionellen Mental-Healing®-Begleitern aus. Weitere Infos dazu (Termine, Orte und Preise) erhalten Sie unter www.clemens kuby.de/Veranstaltungen und über die Europäische Akademie für Selbstheilung, Tel.: +49 (0) 83 44/9 22 80 21; Mail: info@shp-akademie.eu.

Förderung

Wenn Sie den Gedanken des Mental Healing® unterstützen wollen, können Sie der staatlich anerkannten, gemeinnützigen Europäischen Stiftung für Selbstheilung eine Spende zukommen lassen, um mitzuhelfen, dass das Wissen über die Selbstheilung kostenlos über das Internet bekannt gemacht wird, um Aufklärungsveranstaltungen zu fördern und wissenschaftliche Studien über die Selbstheilung an Universitäten mitzufinanzieren.

Dafür erhalten Sie eine offizielle, absetzbare Spendenquittung der SHP-Stiftung, Tel.:+49 (0) 83 44/9 22 80 23; kontakt@shp-stiftung.eu; www.shp-stiftung.eu; Spendenkonto: SHP-Stiftung, Kto: 83 900 56; BLZ: 700 520 60; Sparkasse Landsberg

Werke von Clemens Kuby

Mental Healing – gesund ohne Medizin. Die Essenz aus der Mental Healing Methode. Eine Kurzanleitung zum Andersdenken, Kösel

Der Bestseller *Unterwegs in die nächste Dimension* als Hardcover und Taschenbuch. Clemens Kubys Reise zu Heilern und Schamanen. Ein überwältigendes Buch, Kösel

Das Buch *Unterwegs in die nächste Dimension* gibt es auch als Hörbuch (im Auszug auf 2 CDs), in einer dramaturgisch sehr spannend aufbereiteten Version, Kösel

Der Kultfilm *Unterwegs in die nächste Dimension*[1] auf DVD, 90 Min. Das ist *der* Film über Geistiges Heilen. Sie sehen, was Sie schon immer ahnten, aber nie zu glauben gewagt haben.

Das Buch *Heilung – das Wunder in uns* mit vielen praktischen Übungen für den eigenen Selbstheilungsprozess, Kösel. Auch als Hörbuch erhältlich (in Auszügen auf zwei CDs), größtenteils von Clemens Kuby selbst gesprochen. Der Kinofilm mit dem gleichen Namen auf DVD zeigt die Heilungsgeschichte von Clemens Kuby selbst und einige andere Fälle von Selbstheilung. Ein Film, der unter die Haut geht. Die dazugehörige Filmmusik gibt es auf CD, eine Heilmusik, die wirkt. Von Büdi Siebert und Freunden aus unterschiedlichen Kulturen.

Der *Selbstheilungs-Navigator* mit 64 Karten; kostbar illustriert von Brigitte Smith. Mit einer Gebrauchsanweisung und für jede Karte eine weiterführende Erklärung. Kösel

Das Standardwerk *Mental Healing – Das Geheimnis der Selbstheilung* fasst die medizinfreie Heilmethode von Clemens Kuby mit vielen Beispielen zusammen. Ein Lehrbuch für jeden, der die Methode für sich und für seine Heilarbeit mit anderen gründlich erlernen möchte. Kösel

DVD: *Lebe deinen Film.* Die DVD zum Buch *Mental Healing*® beinhaltet fünf Seelengespräche®, in denen die Heilung vor unseren Augen passiert. Dazu ein Bonusfilm über die Arbeit der SHP-Akademie.

DVD: *Der Mensch – ein geistiges Wesen,* hier finden sich Ausführungen von Clemens Kuby mit Filmsequenzen grundsätzlicher Art zum Thema Geistiges Heilen; sehr unterhaltsam und für jeden verständlich.

DVD: *Seelenschreiben.* Eine Dokumentation über die Arbeit in den Seminaren von Clemens Kuby mit den daraus entstehenden Folgen und Erfolgen.

DVD: *Global Scaling – Die Melodie des Universums.* Die wissenschaftliche Grundlage für die intuitiven Prozesse geistiger Heilarbeit, gemäß den Erkenntnissen von Dr. Hartmut Müller.

DVD: *Selbstheilung in sechs Schritten – Joao de Deus.* Wenn, wie hier, Tausende Heilung erfahren, lässt sich erkennen, auf welche Art Heilung überhaupt zustande kommt. Sehr spannend.

DVD: *Alles ist möglich – Spektrum der Selbstheilung.* In zweieinhalb Stunden 26 verschiedene Wege und Zugänge zur Selbstheilung. Eine gute Einstiegs-DVD. Denn da ist für jeden etwas dabei, auch für die Oberskeptiker.

DVD: *Todas – am Rande des Paradieses*[1]. Ein Urstamm in Südindien, der so lebt wie vor Tausenden von Jahren und den Clemens Kuby über vier Jahre hinweg mehrfach besuchte. Sie arbeiten nicht und sind ohne Angst – faszinierend!

DVD: *Das Alte Ladakh, Buddhismus-Trilogie Teil I*[1]. Die tibetische Kultur, wie sie einst bestanden hat. Ein Kultfilm, ausgezeichnet mit dem Deutschen Filmpreis.

DVD: *Tibet – Widerstand des Geistes, Buddhismus-Trilogie Teil II*[1]. Wie die Tibeter trotz chinesischer Besetzungsbrutalität ihren friedvollen Charakter wahren können.

DVD: *Living Buddha, Buddhismus-Trilogie Teil III*[1]. Ein einzigartiges, monumentales Epos über eine Person in zwei Leben, den 16. und 17. Gyalwa Karmapa.

DVD: *Der Dreh zu Living Buddha* + Bonusmaterial[1]. Es gleicht einem Krimi, wie Kuby mit den größten Widerständen fertig wurde und in sieben Jahren *Living Buddha* drehte.

DVD: *Not und Frieden in Tibet.* Ein Film mit dem Dalai Lama über die große Not, speziell der Tibeterinnen, die von Chinesen zwangsweise sterilisiert werden.

Preise (auch für Setangebote) und weitere Infos zu allen Titeln erhalten Sie im Medienshop von www.clemenskuby.de oder bei mind films GmbH, Tel.: 0 89/32 67 98-11, Fax: -12

---

[1] *Diese DVD beinhaltet auch die englische Version des Films.*

Impressum

Genehmigte Lizenzausgabe für
Nikol Verlagsgesellschaft mbH & Co. KG
Hamburg, 2017

Projektleitung: Anja Schmidt
Lektorat: Diane Zilliges
Umschlagabbildung: iStock.com
Umschlaggestaltung:
Jürgen Hetz, denksportler Grafikmanufaktur
Innenlayout:
Sabine Krohberger, ki 36 Editorial Design, München
Illustrationen: Herbert Beier, Fuchstal
Satz: Nadine Thiel | kreativsatz, Baldham

Druck und Bindung: Finidr s.r.o.
Printed in the Czech Republic

ISBN 978-3-86820-401-8

www.nikol-verlag.de